Annells Azusa's Essential Blending Bible

史上最簡單！精油調香聖經

日本首席大師教你平衡五大香階，
新手、老手都能調出獨特、完美香氛！

英國 IFPA 認證國際芳療師
安奈爾斯・阿梓莎（Annells Azusa）◎著　丹野祥子◎譯

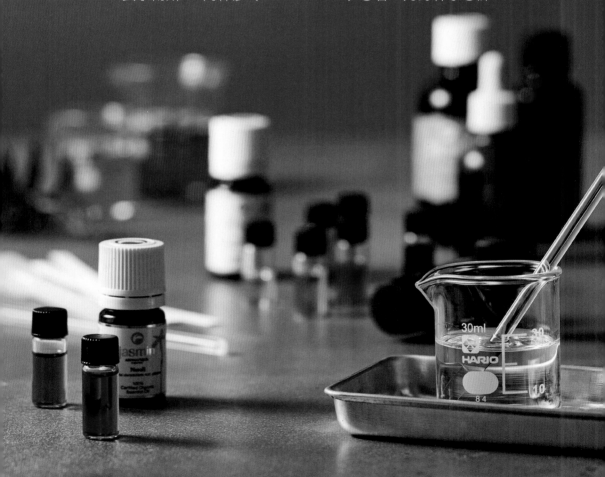

認識精油的個性，
享受調香創作的樂趣！

本頁下方展示有一排顏色各異的液體。這是筆者工作時，常不離身的 123 支精油中的一部分。由於精油通常存放在咖啡色或深藍色的玻璃瓶之中，難以窺見真實的顏色，所以相信有不少人對她豐富的色彩感到驚訝。其實精油的多彩也正代表了精油的個性。認識每一支精油的香氣與成分——也就是她的獨特性，才能開闢更多樣的調香創作，發掘更多樂趣。

時光回溯到 2004 年，那是筆者認識到精油調香這門學問，並開啟探索之門的原點。當時筆者在英國習得芳香療法後，遂將技能運用在美容、醫療機構，並實地探訪農家，正是累積經驗和知識的時期。在與外國農友和芳療師友人的交談之中，我們的話題多次提及精油的調香學，如果能夠不僅局限於單一品項（單方精油），而是運用複方調配，便可提升香氣的深度，也能使用途更加多樣化。筆者由此堅信，複方調香豐富了精油的可能性，並將成為一門專業技巧，從此便踏上了調香學的探索之路。隨後，筆者研導出一番自創的理論，並開始將該理論運用在為客戶

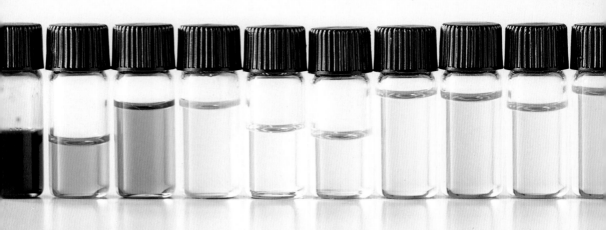

現場調配精油、設計獨家配方，或執筆撰寫調香學書籍。但這條
學習之路永無止盡，時至今日，途中仍處處充滿驚奇。精油多彩
的個性，總帶給筆者全新的靈感與震撼。

　精油調香最大的目的是「享受香氣」。若能在調香過程中留意
香調的平衡感，便能夠更加接近理想香氣。此外，精油作為芳香
療法的一環，化學成分等知識也十分必要。筆者認為，精油香氣
的藝術性，和其影響身心的功能性，兩者皆得以發揮，才是調香
學的真正樂趣。

　香氣無法目測，卻能傳遞到我們看不見的深處。願讀者相信
自己的本能，磨鍊對香氣的感性，一起踏上調香所帶來的快樂
旅程吧。

安奈爾斯・阿梓莎
Annells Azusa

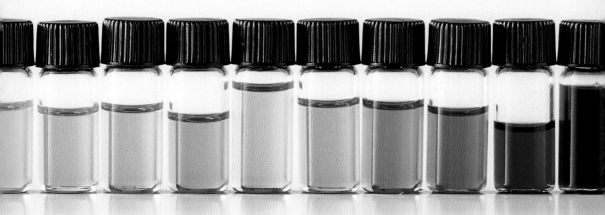

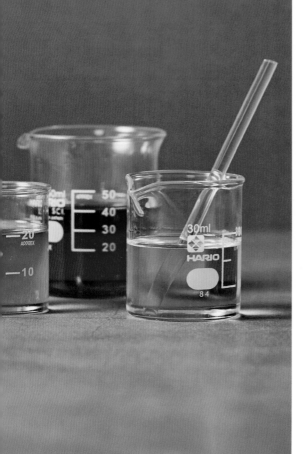

史上最簡單！
精油調香聖經
Contents

41　Chapter. 2
精油個論

76　Chapter. 3
精油調香的
運用

實用調香配方

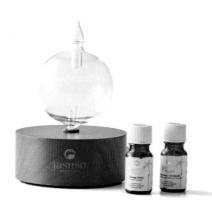

使用前必讀
精油注意事項

●切勿將未經稀釋的精油原液直接塗抹於皮膚或口服使用。

●高齡人士、嬰幼兒、孕產婦，以及患有癲癇、心臟病、高血壓、腎臟病、糖尿病、免疫性疾病（如過敏等）的人士，請先徵求專家或專業芳療師的建議。

●精油的保存方法、使用期限等請參照本書第23頁。

●芳香療法並非醫療行為。本書介紹了多種對健康及美容有益的芳香療法運用與精油的使用方法，是以「預防」及「改善」為目的，而非以「治療」為目的。

●精油並非醫藥品。

●身體不適或對健康狀況有疑慮的人士、懷孕中、有特定症狀的人士，請先諮詢醫師。

●本書作者及出版社，對使用精油所產生的健康問題或任何傷害，概不負任何法律責任。

Chapter. 1

調香樂趣

Basic blending lesson

打開小巧的精油瓶，芳香撲鼻而來。
單方精油本就有豐富的香氣，
而複方的結合，延伸了香氣的深度，
亦展現出調香人的性情。
調香是一門藝術。
在忠於自身感受、純粹享受香氣的原則之外，
只要記住一些簡單的小技巧，就能發掘更多調香樂趣。
一起來認識精油調香基礎，
創作出獨一無二、屬於你的迷人香氣吧。

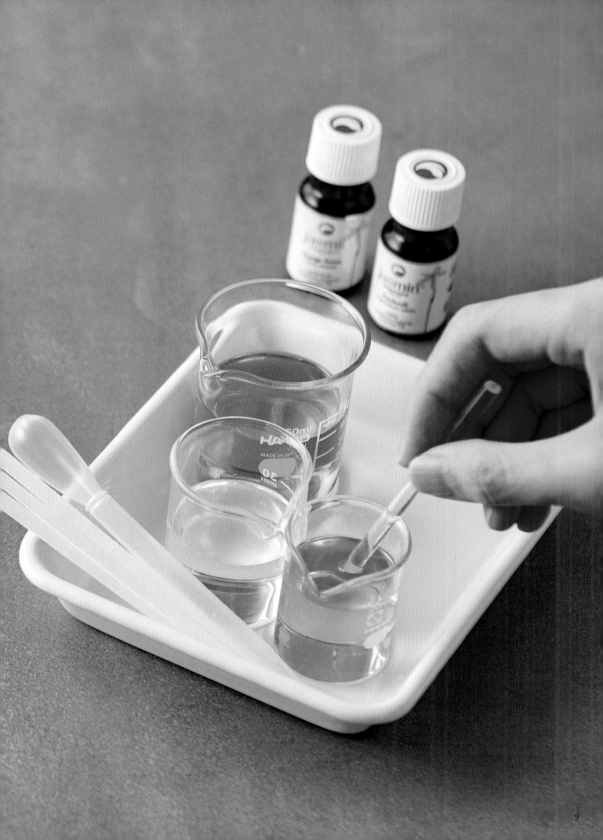

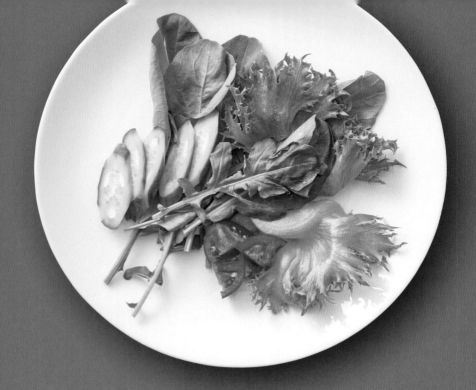

Which salad is delicious?

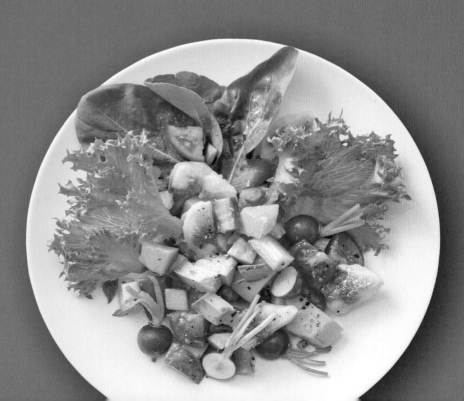

Part.1
調香小技巧

精油調香的精髓，在於忠於自身感受，純粹地享受香氣。
再加入一點小祕訣，便能發掘更多調香樂趣。

 調香第一步
誠實面對自己的感受

　　調香的一大原則，在於誠實面對自己的感受，也就是接受自己對精油香氣的喜惡。如果書上寫著「某某精油最適合放鬆」，但自身卻無法愛上這款精油的話，該怎麼辦呢？恐怕勉強使用下去，也難以真正體會到放鬆效果吧。其實對氣味的喜好本就因人而異，創作的香氣為自己所愛，才是調香的真正樂趣。所以在正式進入調香之前，建議先多加試聞每一支單方精油，透過真實地去感受，來摸索出偏愛的香氣。

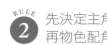 **先決定主角**
再物色配角

　　單方精油的種類不勝枚舉，複方組合更是有無限可能。想要從中挑選出複數品項，融合出平衡有協調感的調香配方，從主角開始選定是最佳方法。這是由於擔任主角的精油，也便是調香配方的主軸，香氣若少了主軸，難以令人留下深刻的印象。決定主角之後，再搭配能夠襯托主角的配角精油。雖然配角精油是綠葉角色，但也極大左右著配方完成後的印象，所以挑選與主角合拍的精油至關重要。

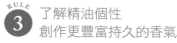 **了解精油個性**
創作更豐富持久的香氣

　　精油是從植物的花朵、葉片、樹幹、果皮等部位以特定方法（詳參第 138 ～ 140 頁）萃取而成，包裝於咖啡色或綠色的玻璃瓶中販售，打開的瞬間，散發令人愉悅的香氣。這一剎那，就足以讓聞香人感受到植物的能量。香氣的強度和持久度因植物而異，100%純天然的精油尤為明顯。調香創作時，若能在理解單方精油各自特性的基礎之上再行搭配，便能創作出比單方更為豐富、也更為持久的香氣層次。

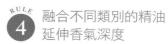 **融合不同類別的精油**
延伸香氣深度

　　對調香初學者而言，「創作香氣」是怎麼一回事或許還較難想像。但若用料理來比喻調香，就容易理解多了。請看左頁的沙拉圖片。上下兩盤沙拉，哪一道看起來更可口呢？雖然各有所好，但相信大部分讀者會選擇色味俱全的下方那一道，因為它看似每一口都能享受到豐富的口感和味蕾變化。精油調香也是如此，融合「柑橘類」和「花朵類」等香氣特徵迥異的精油組合，才能調和出令人印象深刻、獨具層次與深度的香氣。

How do you feel?

Citrus

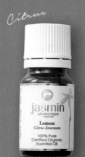

Lemon 檸檬

Sweet

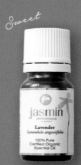

Lavender 薰衣草

Herbal

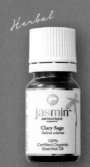

Clary Sage 快樂鼠尾草

Deep

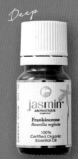

Frankincense 乳香

Warm

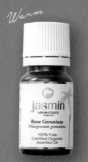

Geranium 天竺葵

Fruity

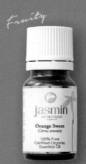

Orange Sweet 甜橙

Fresh

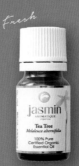

Tea Tree 茶樹

Medicinal

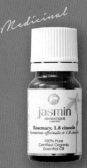

Rosemary 迷迭香

Dry

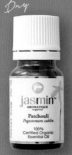

Patchouli 廣藿香

Mellow

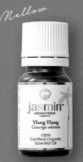

Ylang Ylang 依蘭

Elegant

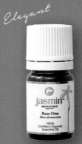

Rose 玫瑰

Floral

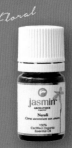

Neroli 橙花

Part.2
感受精油香氣

先在腦海中描繪理想的香氣。調香便是朝著這個理想，選配精油的過程。
首先，我們應學習體會每一支精油的獨有香氣。

認識精油的萃取部位
讓香氣的想像更加具體

當我們靠近花朵時，芳香撲鼻，處理甜橙或葡萄柚的果皮時，可口香氣迎面而來。除了這些常見的芳香部位之外，也有些植物是從莖葉、樹皮、果實或根部等部位散發香氣。原因在於這些部位含有名為「油胞」的香氣來源。精油便藏身於這些油胞之中。認識萃取部位，可以達到更具體的香氣聯想。若條件允許，建議盡可能多觀察、接觸植物實際的模樣，將有助於加深理解。

反覆聞香練習
以嗅覺認識精油

感受每一支精油的香氣，透過嗅覺了解其特性，是提升調香技巧的基本功。訓練以聞香辨識精油的盲測能力，能使挑選配方的過程更為順暢，也更容易想像完成後的香氣印象。精油盲測即使對精油專家的芳療師而言，也頗具難度，建議初學者可以從少數幾支開始熟悉。可在試香紙上滴上 1～2 滴精油，試著以文字描述對香氣的印象。推薦參考本書第 21 頁「香氣的形容詞」。在這般反覆練習的過程中，聞香者便能逐漸熟悉香氣的區別，並從中發現自己的偏好。

如何選購精油

選購 100% 天然植物萃取的精油

陳列於雜貨店的香精，雖然某些外包裝酷似精油瓶，但實為人工香精調製成的液體，須特別留意。

確認是否有標註學名

學名是世界共通、用以辨識植物的標記。精油的通俗名稱依國家或品牌而有所不同，因此確認學名是必經步驟。

於精油專賣店購買

雖然各種銷售通路都能找到精油的蹤影，但初次購買時，建議選擇精油專賣店，以獲得較專業的諮詢。並且，專賣店較不易產生精油摻雜其他香精的疑慮。待熟悉上手後，再考慮網購等其他便利的管道。

試聞後再決定

大部分情況下，精油專賣店都會提供樣品試聞。同一款精油有可能因品牌或原產地不同，而產生截然不同的香氣印象，所以實際臨櫃聞香是最為保險的方法。

Part.3
香階的學問

香階指的是香氣揮發的快慢，也就是香氣傳達到鼻腔的速度。
調香時留意香階的學問，就能調配出平衡感極佳的香氣。

平衡五大香階
令香氣餘韻深遠

　　100% 萃取自天然植物的精油，香氣的揮發速度各不相同。這是緣於精油所含的化學成分（詳參第 32 ～ 35 頁）之種類及含量都大相逕庭，這個揮發的特性便是「香階」。香階依照揮發速度，從快到慢依序分類為前調、前中調、中調、中後調、後調等五大階段，各香階的特徵可參考本頁下表。

　　為調香配方挑選單方精油時，保持五大香階均衡不偏頗是關鍵。例如，若配方無一例外都是前調，則香氣來得快去得也快，稍縱即逝。反之，若配方全部以後調製成，則香氣揮發緩慢，難以察覺。從前調到後調，盡可

香階	特徵
前調	最先散發的香氣，持續約 30 分鐘～ 2 小時。由柑橘類果皮萃取的精油大部分屬於此香階。清新的水果香氣，可令心情開朗、朝氣蓬勃。
前中調	在前調之後散發，香氣持續約 1 ～ 3 小時。同時具備前調和中調的特質，多為由葉片萃取的清涼暢快感精油，或香料類精油。可令心情煥然一新、充滿活力。
中調	在前中調之後散發，香氣持續約 2 ～ 6 小時。是配方的中心、維持整體平衡的要角。此香階多為柔和有溫度的精油，調和著身心兩方的平衡。
中後調	在中調之後散發，香氣持續約 3 小時～整日。同時具備中調和後調的特質，多為幽香的花朵類精油。以放鬆身心、平衡調理等呵護女性的精油居多，氣味略強。
後調	經歷一定時間後緩慢散發的深邃香氣，可持續 4 小時～數日。此香階擔任著歸納整體的角色，多為從樹幹或根部萃取的精油。可促進深呼吸、穩定情緒，引導我們腳踏實地，不懈前進。

能網羅所有香階，調和出的香氣才能千迴百轉，持久且耐人尋味。

香氣的整體印象
來自先聲奪人的前調

　　前調和前中調的精油，左右著調香作品的第一印象。中調與後調揮發速度較慢、需要時間，所以最先嗅聞到的前調或前中調，決定了聞香人對此配方的印象。下表列舉了各香階的建議調香比率。前調香氣較弱，建議用量可稍增加；後調香氣較持久，因此可降低占比，以取得兩者平衡。當然，這只是其中一項參考指標。調香人可以在此參考基礎上，汲取自身的真實感受，再作斟酌。

　　此外，融合不同香階的精油，也意味著創作出的香氣將會隨著時間推移而逐漸產生變化。想像精油們依照怎麼樣的先後順序登場，彷彿在為香階撰寫劇本，這也正是調香學的樂趣之一。

	代表精油	配方占比	10滴中	15滴中
	甜橙、葡萄柚、佛手柑、檸檬	20～55%	2～5滴	3～8滴
	豆蔻、丁香、薑、茶樹、薄荷、尤加利	10～20%	1～2滴	2～3滴
	羅馬洋甘菊、快樂鼠尾草、天竺葵、薰衣草	10～30%	1～3滴	2～5滴
	依蘭、茉莉、橙花、玫瑰	10～20%	1～2滴	2～3滴
	檀香、廣藿香	5～20%	1～2滴	1～3滴

Part.4
TMB調香法則

從前調到後調，均衡考量五大香階，是調香的關鍵。
那麼，只運用 2 ～ 3 款單方精油的時候呢？這時候便可參考「TMB調香法則」。

將五大香階
以英文字母標示

調香的基本原則，在於均衡考量各個香階，並以此選配精油。話雖如此，要從手邊有限的精油中一一挑選出五個香階，也並非易事。這時候便可參考「TMB調香法則」。首先，將五大香階以下列的英文縮寫字母來註記。

> 前 調（Top Notes）⋯⋯ T
> 前中調（Top Middle Notes）⋯⋯ TM
> 中 調（Middle Notes）⋯⋯ M
> 中後調（Middle Base Notes）⋯⋯ MB
> 後 調（Base Notes）⋯⋯ B

T・M・B缺一不可
是為調香基礎

調香時，配方必須涵蓋 T、M、B，三者各出現至少一次，即為「TMB調香法則」。舉例說明，假設運用兩種單方精油調配時，若選擇前調（T）和中後調（MB），配方便可完整包含「T」「M」「B」三者。前中調（TM）和後調（B）的組合也能循此規律。反之，如果是前調（T）和後調（B）的組合，則遺漏了「M（中調）」，香氣便會失去平衡，使整體印象薄弱。只要遵循這一套「TMB調香法則」，即使手邊能運用的精油有限，也能從前調到後調，網羅豐富的香階。

配方精簡
也能調配出完整香氣

接下來，試著思考運用三種精油調香時的規則。參照上述法則，前調（T）、中調（M）和後調（B）組合，或前調（T）、前中調（TM）和後調（B）組合均可行。甚至兩支前中調（TM）加一支中後調（MB）也無妨。但若是前調（T）、前中調（TM）和中調（M）的話，則缺少「B（後調）」，香氣較無法持久。若是中調（M）、中後調（MB）和後調（B），則缺少「T（前調）」，香氣無法即刻發揮，也是美中不足。

突破配方選擇障礙
開拓更自由多彩的調香世界

如上所述，只要記住「TMB調香法則」，不需要種類繁多的精油，也能創作出平衡而完整的調香配方。此外，若希望增加運用到四種、五種甚至更多的精油，只要以該法則為中心，就能衍生出更多樣的搭配概念，開拓出更加豐富多彩的組合。本書第18頁整理了精油香階速查表，一目了然，可在速寫配方時作為參考。當然，調香的最大原則仍是感性。只是若能以這個法則為基本概念並善加運用，有助於我們更進一步享受調香。

What is T・M・B?

T 前調

TM 前中調

M 中調

MB 中後調

B 後調

兩種精油調香組合

OK	NG
T + MB	T + M
TM + B	M + B
TM + MB	T + B

三種精油調香組合

OK	NG
T + M + B	T + TM + M
T + TM + MB	M + MB + B
T + TM + B	
T + MB + B	
TM + TM + B	
TM + MB + MB	
TM + MB + B	

精油香階速查表

精油	頁面	前調	前中調	中調	中後調	後調
依蘭	44				↔	
甜橙	45	↔				
羅馬洋甘菊	46			↔		
豆蔻	72		↔			
快樂鼠尾草	48			↔		
葡萄柚	49	↔				
丁香	72		↔			
絲柏	50	↔				→
檀香	51					↔
肉桂葉	73		↔			
茉莉	52				↔	
杜松漿果	53		↔			
薑	73		↔			
天竺葵	54			↔		
茶樹	56		↔			
橙花	57				↔	
廣藿香	58					↔
黑胡椒	73		↔			
乳香	59		↔			
苦橙葉	60			↔		
胡椒薄荷／綠薄荷	61		↔			
佛手柑	62	↔				
甜馬鬱蘭	63			↔		
澳洲尤加利	64		↔			
薰衣草※	65		←※2 ※3→	←※1→		
檸檬	67	↔				
檸檬香茅	68		↔			
大馬士革玫瑰	69				↔	
桉油醇迷迭香	70		↔			

※1真正薰衣草／※2穗花薰衣草／※3醒目薰衣草

Part.5
香氣的強度

調香完成！可是只有某支精油的香氣特別明顯……這其實和香氣的強度有關。
因此除了香階的搭配，香氣的強度也須納入考量。

不同香階
香氣強度大不同

　　精油因其特性，前調精油的香氣「最弱」，前中調「較弱」，中調「較強」，中後調「極強」。至於後調精油，與其說是強弱，不如說是給人「厚重」有存在感的印象。也由於後調多是有個性的香氣，原則上調香時不會積極投入太多，建議用量控制在配方整體的20% 以下為佳。

中調與中後調
是溫柔香氣的陷阱

　　這裡特別需要留意的是中調和中後調精油。此二大香階多為從花朵萃取的精油，作為單方使用時，散發著柔美舒適的香氣。同時大部分又具有較高的安全性，所以一不小心，就會忍不住多加，而這恰恰是中調與中後調的溫柔陷阱。<u>其實，此類精油香氣強度較強，用量一多，便會牴觸掉前調或後調等其他香階的氣味。</u>就好比重鹹的料理，試圖追加砂糖來補救仍回天乏術一般，一旦中調或中後調過強，再加入其他精油調整也是於事無補。尤其是依蘭、羅馬洋甘菊、天竺葵、快樂鼠尾草、薰衣草、玫瑰等精油須特別留意。建議反覆練習多累積經驗，從而掌握適度適量的手感。

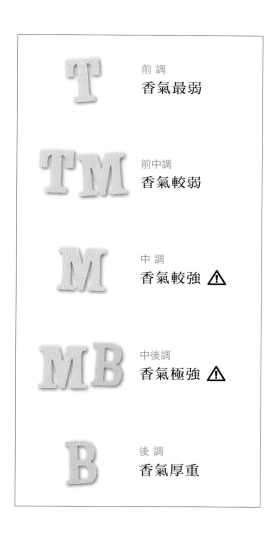

前調
香氣最弱

前中調
香氣較弱

中調
香氣較強 ⚠

中後調
香氣極強 ⚠

後調
香氣厚重

Part.6
精油選購建議

雖然從喜歡的香氣開始收集是一大前提，
但若以調香創作為目的，建議購買時多衡量香階的完整性。

先從前、中、後調
各選購一支精油

　　雖說是為了調香創作，但也沒必要一入門就馬上收集數十款精油。建議先從三支喜愛的精油開始，然後在能力範圍內慢慢增加即可。只是，如果這三支精油全都局限於柑橘類或花香類，也就局限了調香的樂趣，第二次購買時就需要權衡香階的完整性，並依此補貨。因此，若能從一開始入手前、中、後調各一，不僅可獨立作為單方使用，並且只要三支各用數滴，就能調配出完整而又具平衡感的調香配方。

第二次選購
前中調和中後調

　　接著需要補足的是前中調和中後調。這樣一來，從前調到後調的五大香階便都一應俱全，就能依照「TMB 調香法則」組合出無限可能。之後第三、第四次購買，也可依循「先前、中、後調各一，下一次前中、中後調各一」的模式，逐步增加。當然，也可以一次湊足包含所有香階的五支精油。在購買新的精油之前，建議先確認手上已經擁有哪些，才能更有效率地增加收藏。

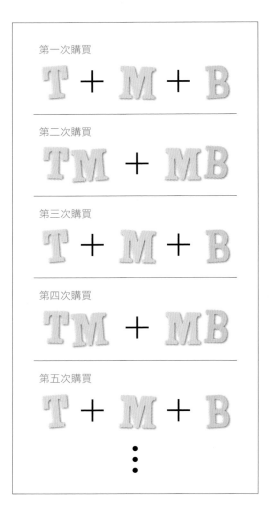

第一次購買

T ＋ M ＋ B

第二次購買

TM ＋ MB

第三次購買

T ＋ M ＋ B

第四次購買

TM ＋ MB

第五次購買

T ＋ M ＋ B

香氣的形容詞

香調分類		香調印象
泥土調	Earthy	彷彿泥土翻耕後，夾雜著一絲溼霉氣息的大地香氣
動物香調	Animal	動物般的香氣
溫暖調	Warm	柔和有溫度的香氣
木質調	Woody	木質香氣，令人想起幽香的樹木
優雅調	Elegant	優美、典雅，散發高貴氣息的香氣
樟腦調	Camphor	樟腦般的香氣
綠葉調	Green	新鮮翠綠、彷彿沾有晶瑩朝露的綠葉或青草香氣
柑橘調	Citrus	柑橘類香氣，剝開柑橘果皮時散發的香氣
甜香調	Sweet	甜美、充滿女性魅力的香氣
辛香調	Spicy	丁香、肉桂、黑胡椒等香辛料香氣
深邃調	Deep	厚實沉穩、深邃悠遠的香氣，多出現在後調之中
乾燥調	Dry	乾燥般的香氣
草本調	Herbal	青澀藥草香氣，伴隨著一絲香辛料氣息
香草調	Vanilla	如嬰兒般甜美、迷人的香草氣味
香脂調	Balsamic	植物樹脂般的香氣
果香調	Fruity	令人聯想到水果的香氣
清新調	Fresh	清新暢快的香氣
花香調	Floral	令人聯想到花朵的香氣
薄荷調	Minty	薄荷般的香氣
藥香調	Medicinal	令人聯想到醫藥品或藥方，帶一絲苦澀的蒼鬱香氣
芳醇調	Mellow	帶來厚實穩重印象的醇熟香氣
苔蘚調	Mossy	苔蘚香氣，令人聯想到雨後溼潤的大地
皮革調	Leather	鞣製皮革般的香氣

學著以文字形容調香配方，能夠令香氣的想像更為具體，也使調香技巧更加純熟。
參考上述詞彙，可結合複數的形容詞，揣摩出適合自己的表達方式。

Are you ready?

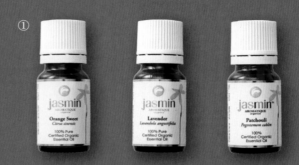

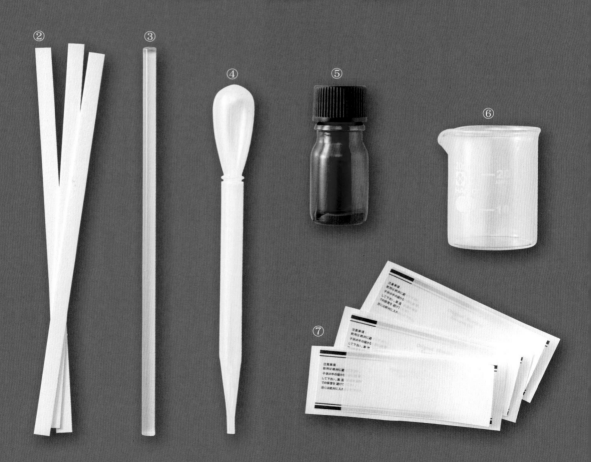

Part.7
調香道具

在正式進入調香之前，須先備妥必要的道具。
調香只須運用以下七項，無需其他特殊工具。

① 精油

準備數支精油。不需要為了調香而一開始就大量採買。可參考本書第 20 頁「精油的選購建議」，分次少量購買，並趁新鮮用完。

② 試香紙

確認精油香氣時所使用的細長紙片。可在精油專賣店購買，也可自行切割美術紙製成。

③ 攪拌棒

調和精油的道具。可在精油專賣店或容器材料行購買，也可用湯匙等道具替代，但須留意將料理專用與調香專用作區隔，避免共用。

④ 滴管

將調香完成的精油配方裝填至遮光容器時所使用的道具。建議每支配方各備一支專用的免洗滴管。可在精油專賣店或容器材料行購買。

⑤ 遮光玻璃瓶

精油在日照下易產生變質，須存放於可阻隔光線的咖啡色或綠色玻璃瓶中。建議選擇滴管型瓶蓋，方便控制滴數。可在精油專賣店購買。

⑥ 玻璃量杯

調和精油的道具。可選擇 20ml 或 30ml 的小型量杯即可。可在精油專賣店或容器材料行購買。

⑦ 標籤貼紙

用以記錄調香目的或精油配方，黏貼於瓶身。可在精油專賣店購買。

精油的保存方法
● 使用後務必旋緊瓶蓋。
● 精油具可燃性，因此使用和存放都須遠離火源。
● 避開高溫多溼，存放於陰涼乾燥處。
● 存放於孩童或寵物不易觸及的地方。

精油的使用期限
● 柑橘類精油，開封後盡量於半年內使用完畢。未開封則以 1～2 年為參考期限。
● 柑橘類以外的精油，開封後盡量於 1～2 年內使用完畢。

精油的注意事項
● 切勿將未經稀釋的精油原液直接塗抹於皮膚或口服使用。
● 高齡人士、嬰幼兒、孕產婦，以及患有癲癇、心臟病、高血壓、腎臟病、糖尿病、免疫性疾病（如過敏等）的人士，請先徵求專家或專業芳療師的建議。

Part.8
調香練習

萬事俱備，開始實踐。唯有透過反覆練習才能日益精進，磨鍊自身的感性。
所以不要害怕失敗，放膽去嘗試吧。

 設定調香配方的印象主題和目的

首先，明確設定調香配方的印象主題和目的，例如想要創作什麼樣的香氣，調香完成後用途為何等等。不僅僅是「好聞就好」這種模稜兩可的想像，而是在腦中明確描繪配方完成後的具體印象，這一點十分重要。

調香配方的用途，有時是為了使空間充滿芬芳，享受馨香，有時是為了調和身心，改善狀態。如果這時候想要「氣味甘甜又清新提神，能消解疲勞，還能調理荷爾蒙平衡的配方」，一次填滿過多的香氣印象和目的，反而難以把握配方整體的明確目標。建議衡量自身當前的需求，將香氣印象和目的篩選至一兩個即可。

下方是在決定具體印象及目的時，經常參考的關鍵詞。
可當作調香時的線索。

☑ 香氣印象	☑ 使用情境	☑ 改善目的
□ 溫暖	□ 生日派對	□ 清新提神
□ 甜美	□ 聖誕派對	□ 放鬆
□ 木質	□ 婚禮會場	□ 集中精神
□ 優雅	□ 下午茶會	□ 舒眠
□ 沉穩	□ 鋼琴發表會	□ 預防流感
□ 清爽	□ 瑜珈教室	□ 改善花粉症
□ 暢快	□ 會議室	□ 舒緩頭痛
□ 辛香	□ 玄關	□ 消解疲勞
□ 奢華	□ 期待浪漫之夜的寢室	□ 緩解時差不適
□ 果香	□ 幼童嬉戲的兒童房	□ 提升代謝
□ 花香	□ 考生的書房	□ 提升免疫力
□ 柔和	□ 照護設施	□ 荷爾蒙平衡調理

 列舉符合目的之單方精油
選定配方主角

可參考本書第二章「精油個論」、第四章「實用調香配方」，或第 26 ～ 27 頁的速查表，首先列舉出多支符合配方印象和目的的精油。接著試聞這些出列的單方精油，篩選出自己最喜歡、最感到舒適的香氣，設定為調和配方的「主角」。

調香創作時，這個選定「主角」的步驟至關重要。如何襯托主角，就成為了篩選其他精油的標竿。但是，其中也不乏不適合當主角的精油。本書第二章將詳細介紹每支單方精油的調香要訣，可善加參考利用。此外，根據使用者當下的身體狀況，也會有不宜使用的精油，請記得確認第二章「精油個論」的注意事項欄。

例 想要放鬆身心，又希望平衡調理荷爾蒙。

如果調香目的有兩個，可針對二者各選出一支主角。雖然兩支主角精油的挑選是以自身喜好為前提，但若能參考選用本書第二章介紹的「適合搭配的精油」，則可使創作出的香氣平衡感更佳。

放鬆身心 推薦精油

依蘭、甜橙、葡萄柚、茶樹、胡椒薄荷、澳洲尤加利、檸檬香茅、玫瑰 ──等

荷爾蒙平衡調理 推薦精油

依蘭、甜橙、羅馬洋甘菊、豆蔻、快樂鼠尾草、絲柏、天竺葵、橙花 ──等

薰衣草

主角一：選擇柔中帶甜的薰衣草精油。

甜橙

主角二：選擇散發清甜柑橘香的甜橙精油。

目的別 對症精油速查表

	依蘭	甜橙	羅馬洋甘菊	快樂鼠尾草	葡萄柚	絲柏	檀香	茉莉	杜松漿果	天竺葵	茶樹	橙花
對應頁面	44	45	46	48	49	50	51	52	53	54	56	57
放鬆身心	○	○			○						○	
清新提神		○	○				○	○			○	○
燃起動力		○			○						○	
樂觀開朗		○			○			○				○
舒眠、助眠										○	○	○
淨化空氣		○			○	○					○	
驅蟲							○				○	○
花粉症（鼻水／鼻塞）		○							○		○	
咳嗽／喉嚨痛		○	○		○	○	○				○	
腸胃不適		○	○		○					○		
提升免疫力	○	○				○	○		○	○	○	○
提升代謝	○	○									○	
紓解疲勞	○	○	○	○						○		○
提升性能力												
荷爾蒙平衡調理	○	○		○	○	○	○	○	○	○		○

針對調整心理狀態、舒緩身體不適等目的進行調香時，可參考本頁的對症精油速查表。
可一併參考本書第二章各精油的詳細介紹。

廣藿香	乳香	苦橙葉	薄荷	佛手柑	甜馬鬱蘭	澳洲尤加利	薰衣草	檸檬	檸檬香茅	大馬士革玫瑰	桉油醇迷迭香	豆蔻	丁香	肉桂葉	薑	黑胡椒
58	59	60	61	62	63	64	65	67	68	69	70	72	72	73	73	73
		○	○			○			○	○	○					
○	○			○			○					○		○		
	○		○					○	○				○	○		○
				○		○				○		○				○
	○		○				○	○		○				○		
○			○			○					○		○		○	
○								○					○			○
				○				○				○	○			
	○					○					○	○		○		
○			○		○				○			○		○	○	○
○	○	○	○※	○		○		○	○			○	○			○
○			○		○			○		○		○			○	○
○	○		○※	○			○		○	○						
												○				
○	○			○	○					○		○				

※較推薦綠薄荷。

3 確認配方主角的香階

　確定配方的主角後,先確認它的香階,也就是香氣揮發的快慢。如本書第 16 ～ 17 頁所述,最理想的調香配方須涵蓋前調至後調,讓各大香階的精油都取得平衡。所以,先確認主角精油的香階為何,萬一選出的兩支精油碰巧香階相同,可回到 STEP ②重選。

例 在 STEP ②選出的薰衣草為中調,甜橙為前調。

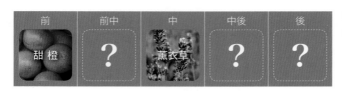

4 挑選配角精油

　確認過主角的香階後,再確認配方中不足的香階為何。調香時通常建議使用 3 ～ 5 種精油,熟練後也可挑戰六種以上。重要的是第 16 頁介紹說明的「TMB 調香法則」。挑選配角精油時記得確認它們的香階,衡量 T(前調)、M(中調)、B(後調)整體的平衡,再作篩選。只要注意香階的平衡,避免偏頗,剩下的就交給感覺,憑自身感覺優先選擇喜歡的香氣即可。此時,若調香人已掌握精油盲測的技巧,對於選出的精油將調出什麼樣的香氣,就更容易聯想。

例 甜橙為 T(前調)、薰衣草為 M(中調),可知還缺少 MB(中後調)或 B(後調)的精油。可參考第 18 頁『精油香階速查表』,選出配角精油。

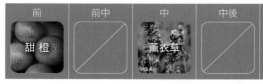

三種精油調香組合
後調選擇了不會破壞甜橙和薰衣草之甘甜印象的檀香,以維持配方的整體平衡。

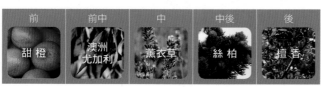

五種精油調香組合
加入澳洲尤加利和絲柏增添清新感,再以檀香完成沉穩印象。

STEP 5 試香

在 STEP ④挑選出精油後，取試香紙各滴上一滴，握在手中。此時，考量精油揮發的快慢，<u>依序將前調放在最上面，而後調則疊在最下面。然後將試香紙湊近鼻子，試聞確認。</u>如果符合理想的香氣，便進入下一步記錄配方。若不符，則返回 STEP ④，重新挑選精油。

STEP 6 記錄配方

參考第 14 ～ 15 頁的表格，決定精油的滴數。<u>配方總滴數約為 10 ～ 20 滴，不難計算。前調建議占比 20 ～ 55%、後調建議 5 ～ 20%，這兩者建議占比的彈性較大，可依自己的喜好作調整。</u>決定滴數的步驟，其實需要對精油有各個層面的考量，例如香階及香氣強度的平衡、為迎合喜好而做的調整等等。想要駕馭這個能力，精油盲測就是一項良好的基礎練習。

例 計算配方中精油的滴數

※ 總計 10 滴時

香 階	精油名稱	參考占比	滴 數※
前 調	甜 橙	20～55%	3滴
前中調	澳洲尤加利	10～20%	2滴
中 調	薰衣草	10～30%	2滴
中後調	絲 柏	10～20%	2滴
後 調	檀 香	5～20%	1滴

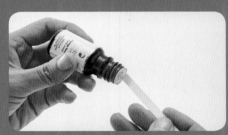

在試香紙上滴入精油。將試香紙的一角對準精油的滴口，稍微傾斜瓶身，即可輕鬆倒出。

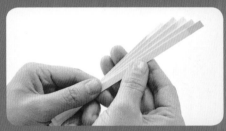

最上面是前調精油，最下面是後調精油。

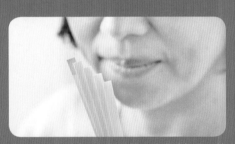

將試香紙靠近鼻子輕輕嗅聞，確認香氣是否符合預想。

OK
進入STEP⑥
記錄配方

NG
返回STEP④
重選精油

STEP 7 確認香氣

參照 STEP ⑥決定好的精油滴數，將精油實際倒入量杯混合，再確認完成的香氣。倒入量杯的順序從後調的精油開始，然後反向依照中後調、中調、前後調、前調的順序倒入。用攪拌棒稍加拌勻後，以試香紙沾取成品，嗅聞試香。若香氣符合預想，則調香完成。以滴管吸取成品後，靜置一下待香氣融合。若香氣不符合理想，則返回 STEP ⑥，重新調整精油的滴數。

如果因為某支精油的香氣過於突兀，而追加其他精油試圖與之抗衡或抵銷，這個方法只會讓配方的整體平衡更加複雜而難以收拾。香氣不是用以互相消弭，而是用以相互襯托的。所以，萬一完成的配方和預想的不同，建議乾脆俐落地返回 STEP ⑥，從調整滴數開始重新來過。

萬事起頭難！

行進至此，初次練習就能達陣驚呼「調出來的香氣跟想像的一模一樣！」的學生，可謂少之又少。即便是長年接觸精油的芳療師，想要創作出完全符合構想的配方，也是難上加難。只是些微滴數的差距，就能影響配方整體的印象，精油調香之奧妙由此可見一斑。

想要讓完成的配方和想像一致，唯有不懈的練習。嗅聞確認每一支精油，反覆練習調香，在這實踐的過程中，便能逐漸接近理想。

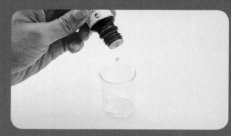

從後調開始，將精油倒入量杯。以試香紙沾取成品，確認香氣是否符合理想。

OK	NG
調香配方完成！	返回STEP⑥重新調整滴數

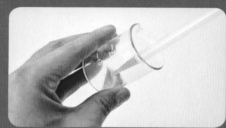

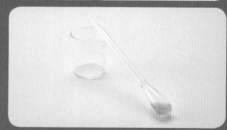

配方完成後，用滴管吸取成品，靜置一段時間待香氣融合。若放置於量杯中，精油易接觸空氣並造成氧化，因此建議移入滴管。

8 遮光瓶保存

　　完成理想的調香配方後，<u>將成品從滴管移至遮光玻璃瓶保存</u>。建議在標籤貼紙上寫下配方的目的或主題，配方所含的精油等，再貼於瓶身。

　　調香完成的精油如何使用，可參考第三章「精油調香的運用」有詳細介紹。若想和身邊的家人朋友一起享受香氣，可利用擴香儀薰香，若想放鬆，可浸泡芳香浴，若想轉換心情，可利用紙巾嗅吸聞香等等，運用方法多種多樣。願讀者找出適合自身生活習慣和目的的使用方法，盡情享受喜愛的香氣。

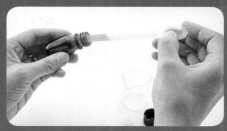

將滴管中的精油成品移至遮光瓶。調香配方的保存方法，請參考本書第23頁。

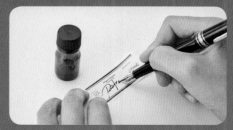

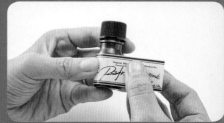

在標籤上記錄調香配方的目的或主題、使用精油等，再貼於瓶身。

調香創作筆記

　　完成理想的調香配方後，趁記憶猶新，把使用的精油、用量滴數、香氣印象都記錄下來吧。下次製作時就可以作為參照，重現相同的香氣。建議一併記錄調香時的想像、香氣的印象、心得等等，為未來的調香創作增加靈感來源。

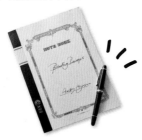

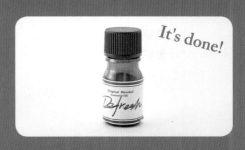

It's done!

Part.9
認識精油的化學成分

精油所含的化學成分，左右了它的香氣、色澤和對身心的影響與作用。
認識精油化學的基礎，可以幫助我們對精油有更深入的理解。

認識化學成分
就能理解精油的能耐

　　不僅局限於精油，凡世上存在的東西，都是由原子構成的分子形態存在著。

原子例
碳（C）、氫（H）、氧（O）、氮（N）等

分子例
水（H_2O）、氧氣（O_2）、二氧化碳（CO_2）等

　　精油是由多種多樣的分子集結而成，這些分子在芳香療法中被稱為化學分子。而這些化學分子各有不同的性質，一支精油含有哪些化學分子、含量各是多少，左右著這一支精油的個性。也就是說，反之，只要觀察精油的化學成分，就能某種程度上想像得到它的香氣，並推測出它的作用和功效。

若要了解精油，科學分析與感性
兩者缺一不可

　　近年來，針對精油化學成分的分析日新月異，對於精油的效用也已有諸多科學根據獲得了證實。這在推廣精油的功效上，以及讓精油在醫療領域能夠獲得更好的運用上，具有重大的意義。

　　但有趣的是，即使兩支精油所含的化學成分幾乎完全一樣，也有可能出現完全不同的香氣；而在化學成分上幾乎沒有共通點的一對精油，卻有可能在香氣上驚人地相似。這是化學成分的集結所譜出的特殊韻律，即相乘效果，也可說是精油的奧祕。總之，想要了解精油，必須一方面認識它的化學成分性質，一方面透過嗅聞香氣，用自身的感覺去體會，兩者缺一不可。

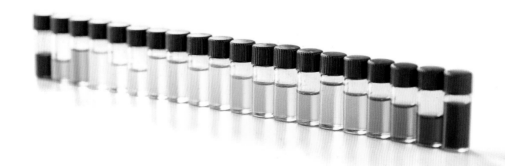

萜烯類

● 單萜烯 Mono Terpenes
柑橘類精油最多見
揮發性極高

　　單萜烯的特質正代表了柑橘類精油的特徵。它屬於前調且揮發性極高，香氣揮散極快，此類精油建議可增加用量。只是因其含有皮膚刺激成分，若配方中單萜烯類精油的占比偏高，則應避免使用於皮膚，以策安全。香氣也容易失去平衡。

代表成分

α-蒎烯 α-Pinene ／ β-蒎烯 β-Pinene ／檸檬烯 Limonene ／月桂烯 Myrcene

單萜烯類代表精油

甜 橙　　**葡萄柚**　　**佛手柑**　　**檸 檬**

● 倍半萜烯 Sesqui Terpenes
十八般武藝
功效豐富且香氣強烈

　　相較於單萜烯，倍半萜烯雖然揮發性不高，但同樣具有易氧化、香氣易變質等特徵。它具有抑制炎症、預防感染等諸多對人體有益的作用，因此倍半萜烯類精油可說是實用性強。只是，此類精油僅少量就具有強烈香氣，須斟酌用量。

代表成分

香柑油烯 Bergamotene ／石竹烯 Caryophyllene ／母菊藍烯 Chamazulene ／檀香烯 Santalene

倍半萜烯類代表精油

德國洋甘菊　　檀 香

醇類

安全性高
從長者到孩童都能安心使用

　　醇類是精油化學成分中安全性最高的成分，可安心使用。此外，它還具有抗菌、鎮靜等諸多有益身心的功效。含此成分的精油極少引起不良反應，因此常被運用於芳香療法中。但是，若調香配方都是醇類精油，易導致香氣沒有特色，即使再添加其他精油也於事無補。另外，醇類精油多是深邃甜美香氣，容易造成厚重濃郁的印象。若希望透過複方調香享受香氣的層次，建議選用化學成分各異的精油。

● 單萜醇 Mono Terpenols
代表成分 香茅醇 Citronellol ／香葉醇 Geraniol ／薄荷醇 Menthol
● 倍半萜醇 Sesqui Terpenols
代表成分 沒藥醇 Bisabolol ／雪松醇 Cedrol
● 雙萜醇 Diterpenols
代表成分 淚杉醇 Manool ／香紫蘇醇 Sclareol

醇類代表精油

依 蘭　　**天竺葵**　　**真正薰衣草**　　**玫 瑰**

酮 類 KETONS Group

調香百搭成分
使用上須稍加留意

　　化學概念上的酮類，既有使用無虞的無害酮類，也有帶神經毒性的有害酮類。因此也許有人聽到酮類二字就心生抗拒，但我們使用的精油裡所含的酮類，通常幾乎都是有益的酮類，且含量微小。酮類精油最好避免大量使用，但只要適量，是調香學中十分百搭的成分。

代表成分

樟腦 *Camphor* ／香芹酮 *Carvone* ／隱酮 *Cryptone* ／茴香酮 *Fenchone* ／側柏酮 *Thujone*

酮類代表精油

葡萄柚　　　　**茉 莉**　　　　**樟腦迷迭香**

醛 類 ALDEHYDES Group

鮮明檸檬調香氣
驅蟲時不可少

　　醛類散發著恍若檸檬的香氣，若想發揮驅蟲作用，它是不可或缺的成分。醛類具有賦予身心活力、降低血壓、抗發炎等功效。但是，大量使用有可能增加皮膚刺激。雖然使用上略須留意，但若用量控制在讓人舒適的程度，則危險性也較小，其實是不需要太過在意的。

代表成分

檸檬醛 *Citral* ／香茅醛 *Citronellal* ／香葉醛 *Geranial* ／橙花醛 *Neral*

醛類代表精油

檸檬尤加利　　**檸 檬**　　　　**檸檬香茅**

酚 類 PHENOLS Group

抗菌、殺菌作用顯著
少量就有很大的存在感

　　酚類即使少量使用，也能即刻改變空間的氛圍，頗具存在感。酚類曾利用於手術器械的消毒，具有顯著的抗菌、殺菌作用。也可淨化空氣，針對感冒或流感的預防可發揮功效。如果大量使用至超越舒適的程度，有可能具有皮膚刺激性，須稍加注意。

代表成分

香芹酚 *Carvacrol* ／丁香酚 *Eugenol* ／百里酚 *Thymol*

酚類代表精油

丁 香　　　　**肉桂葉**　　　　**百里酚**
　　　　　　　　　　　　　　　　　百里香

酯 類　　　　　　　　　　　　　　　　　　ESTERS Group

香氣似溫柔擁抱
放鬆效果強

　　酯類具備與醇類不相上下的安全性，帶給人溫柔擁抱般的印象。它具有顯著的放鬆效果，雖含量各異，但幾乎所有精油都含有酯類成分。此類精油大多實用性高，但需要留意的是若配方過於偏重酯類，即便調整精油種類或用量，仍容易調成千篇一律的類似香氣。

代表成分
乙酸龍腦酯 *Bornyl acetate*／乙酸香茅酯 *Citronellyl acetate*／當歸酸異戊酯 *Isoamyl angelate*／乙酸芳樟酯 *Linalyl acetate*

酯類代表精油

依 蘭　　**羅馬洋甘菊**　　**橙 花**　　**真正薰衣草**

氧化物類　　　　　　　　　　　　　　　　　OXIDES Group

暢快俐落的印象
有益呼吸器官

　　氧化物類揮發性強，嗅聞的瞬間為鼻腔送進清涼暢快香氣。不僅對鼻喉、肺部等呼吸器官有益，還具有良好的促進血液及淋巴循環的作用。雖然香氣清新，但須留意大量使用有可能導致頭痛。此外，大量添加還會消弭牴觸前調精油的香氣。

代表成分
1,8-桉油醇 *1,8-Cineole*／沉香醇氧化物 *Linalool oxide*／香紫蘇醇氧化物 *Sclareol oxide*

氧化物類代表精油

茶 樹　　　**尤加利**　　　**迷迭香**

內酯&香豆素類　　　　　LACTONES & CUMALINS Group

新鮮青綠的香氣
需注意光敏性

　　內酯 & 香豆素類新鮮而青綠的香氣，是其他精油所沒有的魅力所在。但它也是光敏性[※]的原因由來，有可能刺激皮膚，萬一不加以稀釋直接塗抹原液，有可能造成水泡或輕微灼傷。建議在遵守使用方法的前提之下，運用於調香。

※ 對紫外線或陽光產生反應，引起皮膚炎症的成分性質。

代表成分
香柑素 *Bergamottin*／香柑內酯 *Bergapten*／補骨脂素 *Psoralen*

內酯&香豆素類代表精油

佛手柑

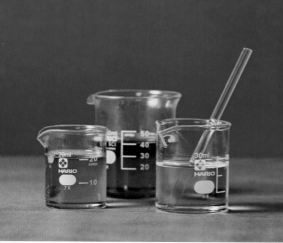

精油調香Q&A

在此分享筆者在教學現場的常見問題。
不受既定觀念的拘束,珍惜對香氣的本能感受,
便是調香技巧日益精進的祕訣。

Q1 無法大量收集的話,該從哪些精油開始入手呢?

A 精油的建議購買順序在本書第20頁有討論,前提在於收藏「自己喜歡的香氣」。精油不是用來擺設的裝飾品,也不是痴痴觀望就能發揮所長的收藏品。買了不會馬上用到的精油,不知不覺放著過期,純屬浪費了。「享受香氣」,就是這麼單純的動機,不論目的是調香還是芳療,忠於自身感受都是基本的原點。

Q2 想要調香,該準備多少支精油呢?

A 建議參考本書第20頁,先以10支精油為目標。從前調到後調,每個香階各收藏2種單方,就足以創作出非常多樣的組合。稍微上手後,再收集下一個10支,也就是總計20支單方。除非目標是專業芳療師,否則20支精油在調香方面是完全夠用的。偶爾也可以把收集的精油一字排開,審思自己最常用的精油、最不常用的精油有哪些,原因為何。

Q3 後調的精油香氣我都不太喜歡,但為了調香還是一定要用嗎?

A 後調在調香中擔任著地基的角色,支撐著配方整體的平衡感和持久度。如果後調中沒有喜歡的單方精油,可以考慮找另一支單方搭檔,調和出自己較容易接受的組合。料理也是相同道理,即便不喜歡某個食材,但若將它結合其他素材,或加以調味,就有可能重新認識並愛上。所以,不須局限於「不喜勿用」的死胡同,大可放膽嘗試更多的可能性。

Q4 明明配方不變,可是換了精油品牌,香氣也跟著變了,為什麼?

A 不同精油品牌,其採購的地區、廠商、栽種方式、保管方式,以及源頭的農家,都會有所不同。所以相同名稱的精油,不表示品質和香氣都能完全一致。這也會進而影響到配方整體。就好比參照同一個食譜做菜,若食材本身在味道上有所差異,做出的成品便會截然不同,是一樣的道理。若條件允許,建議選擇管理品質穩定一致,值得信賴的同一家品牌購入。

Q5 精油是用量越多，效果越好嗎？

A 不是的，精油的功效並非和用量成正比。芳香療法中的精油功效，與精油品質和使用方法有較密切的關聯。可參考本書第三章的建議用量，若超過建議值而大量使用，有可能引發不良反應、產生不適，甚至造成皮膚刺激等等。千萬不要抱有「多即是好、越多越有效」的觀念，用量應注意控制在安全且覺得舒適的範圍內。

Q6 複方精油混合之後，原本的化學成分不會產生變化嗎？

A 調和複方精油時，化學成分也會互相結合，所以單方精油的化學分子會不會繼續依照本來面目發揮作用，難下定論。但是，只要調和而成的香氣是令人愉悅的，則說明精油間的融合創造出了良好的相乘效果，那麼相信化學成分之間也存在這種相乘效應。聞香時的感受是舒適，還是不快，是調香時最重要的判斷依據。

Q7 總是鬼打牆用到同幾款精油，希望配方更多樣化，該怎麼辦？

A 這種狀況通常緣於不想失敗的心態，所以並不是壞事。只是，如果以料理作譬喻，就是對自己的拿手好菜畫地自限的意思。若想增加菜單，也就是對調香模式有所突破的話，建議暫時拋卻精油功效等文獻資料，試著完全憑靠聞香時的直覺來挑選精油。拋下先入為主的觀點，才能集中提升對香氣的感性，從而增加創作彈性。

Q8 配方完成後，發現和預想的不一樣，該怎麼修正呢？

A 調香一旦完成後，想要再加入配方「改變」香調，是非常困難的，也需要高度的技巧。就像料理時不小心下了重鹹，再另加多少砂糖也無法改變這個事實。所以一開始就要預想好完成的狀態，並依照此主題挑選精油，避免漫無目的的調香。萬一調出的結果和想像的不一樣，就果斷重新來過吧。在反覆摸索的過程中，調香技巧自然會得以進步。

Q9 有什麼訓練方法可以提升調香技巧？

A 如 Q7 所述，首先不要過度依賴「對某某症狀有益」、「具有某某功效」等字眼。可參考本書第13頁所示，透過聞香，以嗅覺來認識每一支精油的特性。精油盲測的基礎練習，就是創作理想配方的基本功，也能進而提升自身對香氣的感性。這便是提升調香技巧的捷徑。文字資訊的學習，可在此基本功之後也不遲。

Q10 過期的精油該如何處理？

A 超過使用期限的精油，不建議再作按摩、泡澡、敷布、香水等與身體接觸的用途。薰香和聞香也無法確保能達到芳療功效。若香氣尚在，可參考本書第84頁，運用於清潔、除臭等家務。若須丟棄，可用紙巾吸取剩餘的精油後拋棄，空瓶及瓶蓋依各地區的垃圾分類規範處理。

茶樹，澳洲原住民穿越歷史的愛

Tea tree in Australia

這裡是由我擔任調香設計師的品牌
「Jasmin Aromatique茉莉芳療」的總部所在地。
澳洲，這片我心中的第二故鄉，
她所孕育的植物代表，便是茶樹。

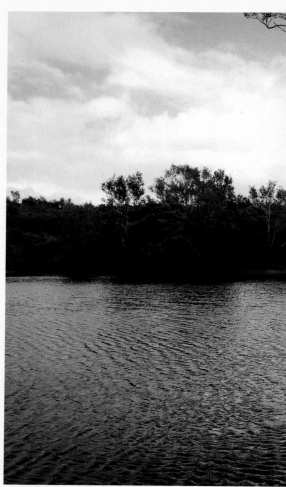

生命力旺盛的茶樹，一年就能超越我的身高

第一次到訪澳洲的茶樹田，就被它廣闊無垠的土地所震懾。在那之前，我已經拜訪過不少形形色色的農家，但面積完全無法與之相比。一直以來，分明收穫植物就和精油調香一樣讓我喜愛，但光是想到在這片田園的作業之艱苦，就連享受收穫的我都不禁害怕起來。更何況，茶樹只要一年時間就能超越我的身高（約155cm），因此需要反覆且頻繁地收割。除此之外，茶樹葉的香氣之強超乎想像，也使我驚豔。比起至今邂逅的芳香植物，茶樹那無與倫比的生命力，更是深深令我折服。

命名由來——茶樹環繞的紅茶色湖水

茶樹的英文是「Tea tree」，雖然字面直譯為「茶樹」，但它當然既不是日本茶也不是紅茶。為何有此命名，其實還得從茶樹被發現的地方說起。這是一片四面環繞有茶樹

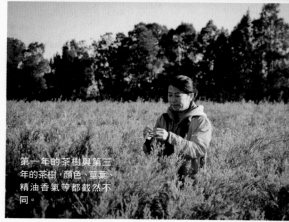

第一年的茶樹與第三年的茶樹，顏色、莖葉、精油香氣等都截然不同。

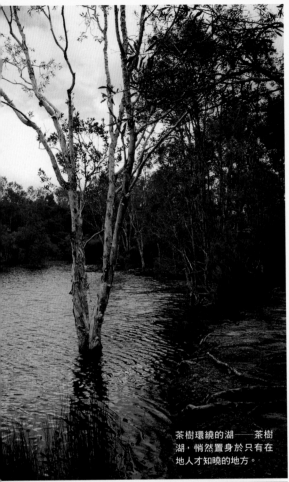

茶樹環繞的湖——茶樹湖，悄然置身於只有在地人才知曉的地方。

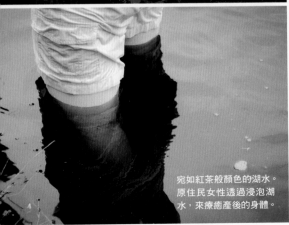

宛如紅茶般顏色的湖水。原住民女性透過浸泡湖水，來療癒產後的身體。

的湖水，至今仍受當地重視和保護。傳說由於茶樹的成分滲透湖水，使其變成濃郁的紅茶色，因此人們便將四周生長的樹木命名為「茶樹」。過去我也曾在當地人的指引下到訪過這片茶樹湖（Tea Tree Lake），四下杳無人煙，美麗而靜謐的湖景，充滿神祕，當時那分感動仍讓我記憶猶新。

顏色、觸感、香氣，均因栽培方法和管理體制而異

我所屬的公司茉莉芳療，主要經營海外進口的有機精油，但澳洲出產的精油並不全然是有機產品。在我第一次到訪澳洲時，就親身體驗到因栽培方法和管理體制的不同，所培養出的茶樹在顏色、觸感和香氣上，是如何地千差萬別。所以，學習親眼觀察植物本身以及萃取的精油，這段經驗成為我芳療人生中重要的養分，時至今日仍是我對植物和精油的思考原點。此外，茶樹在澳洲是十分平易近人的存在，有時候則作為藥材發揮功效，也令我稱奇。

澳洲原住民女性，在產前產後善加運用茶樹

今時今日，茶樹精油以其優異的抗真菌作用而廣為人知，但其實最先注意到茶樹的藥效並善加利用的，是澳洲原住民中的土著族群。傳說土著女性在產前、產後或有婦科困擾時，便會浸泡在前述的紅茶色湖水中進行自我療癒，所以茶樹自古以來就相傳是呵護女性的植物。茶樹湖的湖水，最終會流向大海，與海水融合，再歸還給大自然。這片湖彷彿教給我自然的定律，而她的模樣，至今仍鮮明地烙印在我的腦海裡。

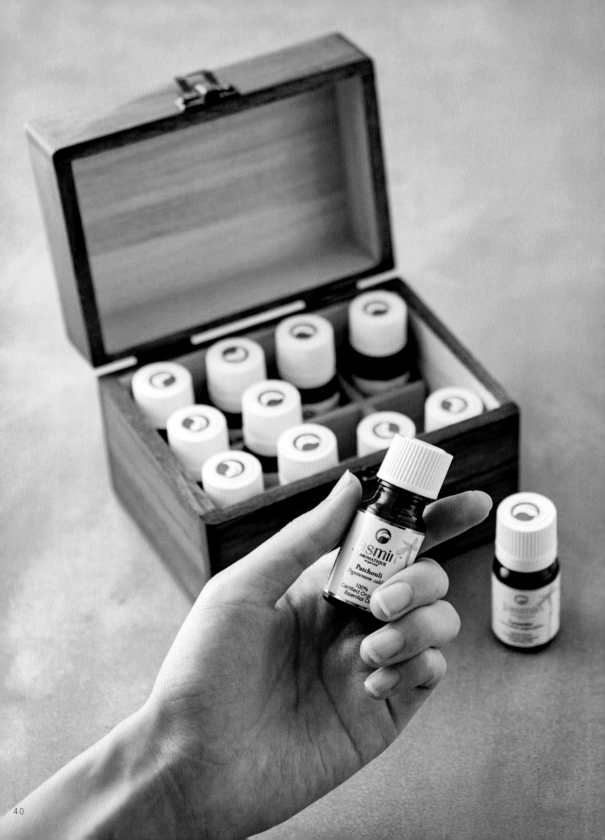

Chapter. 2

精油個論

Essential oils profile

你對調香完成的香氣具有多少想像力，
取決於對精油植物原料的理解。
精油之間不只有香氣的差異，
化學成分和身心影響也大有不同。
用心看待每一支精油的個性，
才能提升對香氣的想像，拓展芳療的快樂。
盡可能增加接觸植物的機會吧，
因為這分體驗，
一定會帶給你嶄新的調香靈感。

精油個論閱覽方法

本章介紹各精油的圖片、資料、運用要點，幫助讀者了解精油個性。

❷ 資料欄

香 階
在該精油所屬的香階上方以橫線標示，方便讀者一目瞭然。

香氣強度
以五個階段來呈現香氣強度，可在調香時作為滴數用量的參考。

適合搭配精油
列舉各香階適合搭配的精油，可在調香時作為選配精油的參考。

學 名
精油世界共通的學術名稱。購買時，建議選購瓶身或外盒標示有此學名的精油。若能記住這些學名，在海外購買時十分便利。

植物科名
該精油的植物原料之分類。

萃取部位
表示該精油萃取自植物原料的哪些部位。

萃取方法
從植物原料萃取精油時所使用的方法。
精油的萃取方法可參考本書第138～140頁之詳細說明。

原產地
產出該精油的主要代表國家或地區。

功 效
該精油可產生的主要效果或功效。

化學成分
該精油所含的主要化學成分。
精油的化學成分可參考本書第32～35頁之詳細說明。

❶ 植物寫真

精油的植物原料、栽培環境等照片，
大部分為作者本人實際探訪世界各地的農家時親攝的作品。

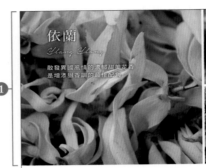
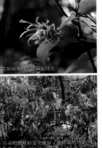

依蘭 Ylang Ylang
散發異國風情的濃郁甜美花香
是增添甜香調的最佳配角

花期尚早時，花朵呈綠色。

花朵和萃取部位⋯⋯萃取的精油之一⋯⋯

	TOP	TOP/MID	MIDDLE	MID/BASE	BASE
香氣強度					
適合搭配精油	TOP：甜橙／佛手柑	TOP/MID：綠薄荷	MIDDLE：快樂鼠尾草／甜馬鬱蘭	MID/BASE：茉莉／橙花	BASE：檀香／廣藿香

學名	Cananga odorata
植物科名	番荔枝科
萃取部位	花朵
萃取方法	水蒸氣蒸餾法
原產地	馬達加斯加・菲律賓・南亞・印尼
功效	抗憂鬱作用、抗發炎作用、抗感染作用、抗糖尿作用、催情作用、抗痙攣作用、荷爾蒙平衡調理作用
化學成分	Benzyl acetate（酯類）、p-Cresyl methyl ether（醚類）、Linalool（醇類）、Methyl benzoate（酯類）、Geranyl acetate（酯類）

調香要訣　依蘭的甜甜花香，令人聯想到充滿異國風情的南國。不論性別、男女皆愛的香氣，也常運用於男性美容保養品之中。雖然香調令人舒適，但香氣較強，若當作調香主角，氣味會過於突兀。建議當作增添甜度的配角使用。避開甜香調，搭配帶苦味或青澀感的精油，可有效襯托出依蘭的濃郁甘醇。

身心功效　嗅聞依蘭的甜香，可舒緩緊張與不安、安撫內心。面對情緒高昂難以控制、情緒低落、精神壓力導致失眠等狀況時可善加利用。此外，依蘭也有助於改善緊張不安所引起的心悸或呼吸困難、荷爾蒙平衡調理、養護髮及頭皮保養、油性肌及乾燥肌兩種膚質的肌膚保養等等。

注意事項　※大量使用有可能引發頭痛或反胃。※嬰幼兒或肌膚敏感者，請將本書所載的用量減半後再使用。

❸ 調香要訣
調香時的建議搭配、特別事項等要點解說。

❹ 身心功效
說明精油對身心方面會發揮哪些功效。

❺ 注意事項
操作該精油時的注意事項。建議購買前或使用前務必確認此欄。

精油功效說明

針對本書第44 ～ 73頁的精油主要功效之解說。

活血功效
增加血流量、
溫暖身體

化淤功效
消除血流在靜脈內
產生的淤滯

養肝功效
強化肝臟功能

強健功效
提升身體各種機能

化痰功效
促進排出支氣管內的積痰

空氣淨化功效
淨化空氣

血壓降低功效
減低血壓

血壓提升功效
提升血壓

血液淨化功效
淨化血液

經期調理功效
調理月經週期

血糖降低功效
降低血糖值

解熱功效
改善發燒

健胃功效
改善胃部不適、保健胃部

抗過敏功效
減輕過敏症狀

抗病毒功效
抑制病毒繁衍

抗憂鬱功效
減輕憂鬱的情緒、
使心情開朗

抗發炎功效
鎮靜發炎

抗黏膜炎功效
抑制鼻水等黏液的過剩分
泌

抗感染功效
與體內產生的感染症狀相
對抗

抗菌功效
降低細菌繁殖

抗真菌功效
降低真菌繁殖

抗神經痛功效
減輕神經痛症狀

抗糖尿功效
抑制尿液中的糖分

抗風溼功效
減輕風溼性炎症

催情功效
增強性欲

殺菌功效
殺死細菌

殺蟲功效
殺死害蟲

子宮強健功效
強化子宮機能

激勵功效
增進身心能量

止血功效
抑止出血

充血解除功效
解除充血

收斂功效
收縮緊緻體組織

循環促進功效
改善血液或淋巴循環

消化促進功效
促進消化

靜脈強健功效
強健靜脈

食欲增強功效
增強食欲

神經系統強健功效
強健神經系統

神經系統平衡調理功效
調整神經系統的平衡

性功能強健功效
提升性功能

膽汁分泌促進功效
促進膽汁分泌

抗痙攣功效
鎮靜痙攣

鎮靜功效
平撫緊張或興奮

鎮痛功效
舒緩疼痛

除臭功效
抑制不愉快的氣味

平衡功效
調理各種身心平衡

結痂促進功效
促進傷口結痂、癒合

母乳抑制功效
抑制母乳分泌過剩

荷爾蒙平衡調理功效
調整荷爾蒙平衡

驅蟲功效
避免昆蟲靠近

免疫力增強功效
強化免疫力的運作

利尿功效
增加尿量

淋巴淤滯疏通功效
疏通淋巴的淤滯狀態

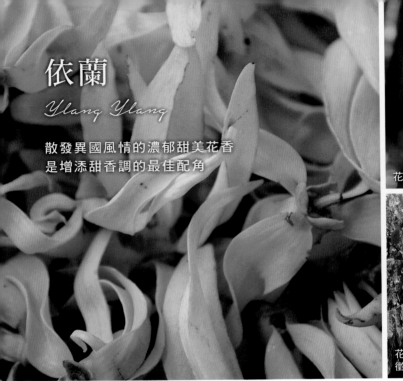

依蘭
Ylang Ylang

散發異國風情的濃郁甜美花香
是增添甜香調的最佳配角

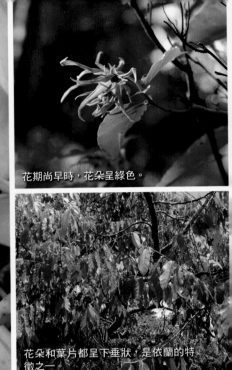

花期尚早時，花朵呈綠色。

花朵和葉片都呈下垂狀，是依蘭的特徵之一。

TOP	TOP/MID	MIDDLE	MID/BASE	BASE

香氣強度

適合搭配精油		
TOP	甜橙／佛手柑
TOP/MID	綠薄荷
MIDDLE	快樂鼠尾草／甜馬鬱蘭
MID/BASE	茉莉／橙花
BASE	檀香／廣藿香

學名	*Cananga odorata*
植物科名	番荔枝科
萃取部位	花朵
萃取方法	水蒸氣蒸餾法
原產地	馬達加斯加、菲律賓、南亞、印尼
功效	抗憂鬱功效、抗發炎功效、抗感染功效、抗糖尿病功效、催情功效、抗痙攣功效、荷爾蒙平衡調理功效
化學成分	Benzyl acetate（酯類）、p-Cresyl methyl ether（醚類）、Linalool（醇類）、Methyl benzoate（酯類）、Geranyl acetate（酯類）

調香要訣　依蘭的甜甜花香，令人聯想到充滿異國風情的南國。不論性別、男女皆愛的香氣，也常運用於男性美容保養品之中。雖然香調令人舒適，但香氣較強，若當作調香主角，氣味會過於突兀。建議當作增添甜度的配角使用。避開甜香調，搭配帶苦味或青澀感的精油，可有效襯托出依蘭的濃郁甘醇。

身心功效　嗅聞依蘭的甜香，可舒緩緊張與不安，安穩內心。面對情緒高昂難以控制、情緒低落、精神壓力導致失眠等狀況時可善加利用。此外，依蘭也有助於改善緊張不安所引起的心悸或呼吸困難、荷爾蒙平衡調理、養護髮及頭皮保養、油性肌及乾燥肌兩種膚質的肌膚保養等等。

注意事項　※大量使用有可能引發頭痛或反胃。※嬰幼兒或肌膚敏感者，請將本書所載的用量減半後再使用。

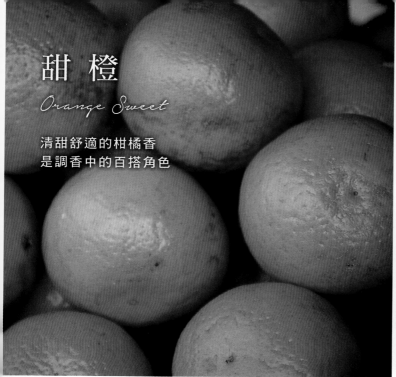

甜 橙
Orange Sweet

清甜舒適的柑橘香
是調香中的百搭角色

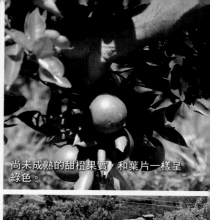

尚未成熟的甜橙果實，和葉片一樣呈綠色。

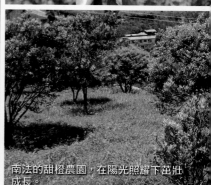

南法的甜橙農園，在陽光照耀下茁壯成長。

TOP	TOP/MID	MIDDLE	MID/BASE	BASE

香氣強度	▓▓▓▓▓▓▓▓	

適合搭配精油	TOP	絲柏／佛手柑／檸檬
	TOP/MID	絲柏／綠薄荷／澳洲尤加利／迷迭香
	MIDDLE	羅馬洋甘菊／絲柏／苦橙葉／甜馬鬱蘭／真正薰衣草
	MID/BASE	依蘭／絲柏／橙花／玫瑰
	BASE	檀香

學名	*Citrus sinensis*
植物科名	芸香科
萃取部位	果皮
萃取方法	壓榨法
原產地	西班牙、義大利、以色列、美國佛羅里達州、哥斯大黎加、美國加利福尼亞州、巴西
功效	抗感染作用、循環促進作用、消化促進作用、膽汁分泌促進作用、抗痙攣作用、鎮靜作用、平衡作用
化學成分	Limonene（單萜烯類）、β-Myrcene（單萜烯類）、β-Bisabolene（單萜烯類）、α-Pinene（單萜烯類）、Sabinene（單萜烯類）

調香要訣 甜橙與其他柑橘類精油相比，香氣的甜味較為明顯。它是一款男女老少都喜愛的精油，尤其特別受日本人歡迎。甜橙精油在調香學中用途多樣，甚至可說是無所不搭。適合與綠葉調、具有清涼感的俐落香調搭配，可凸顯它的柑橘香甜。在配方中添加柑橘類香氣時，若希望強調甘甜則使用甜橙，若欲加強苦味則推薦葡萄柚精油。

身心功效 甜橙令人熟悉的水果香，可使心情煥然一新，想要提高工作或學習效率時可發揮所長。相對的，也適合想要鬆懈肩膀喘口氣的時刻。甜橙可鎮靜亢奮的神經系統，幫助身心放鬆。具有提升睡眠品質的作用。針對消化系統的困擾，可紓緩消化不良、食欲不振、過敏性腸道症候群等症狀，調理胃部健康。

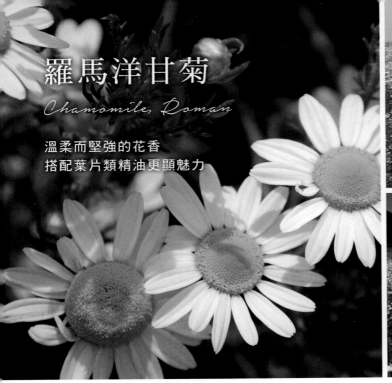

羅馬洋甘菊

Chamomile, Roman

溫柔而堅強的花香
搭配葉片類精油更顯魅力

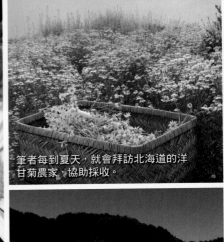

筆者每到夏天,就會拜訪北海道的洋甘菊農家,協助採收。

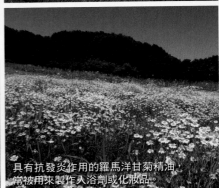

具有抗發炎作用的羅馬洋甘菊精油,常被用來製作入浴劑或化妝品。

	TOP	TOP/MID	MIDDLE	MID/BASE	BASE
香氣強度					

適合搭配精油	TOP	絲柏/甜橙/紅橘
	TOP/MID	絲柏/肉桂葉/綠薄荷
	MIDDLE	絲柏/快樂鼠尾草/甜馬鬱蘭/真正薰衣草
	MID/BASE	絲柏
	BASE	檀香/廣藿香

學名	*Chamaemelum nobile*
植物科名	菊科
萃取部位	花朵
萃取方法	水蒸氣蒸餾法
原產地	南歐、北美洲、中歐
功效	抗過敏作用、抗發炎作用、抗感染作用、抗神經痛作用、消化促進作用、抗痙攣作用、鎮靜作用
化學成分	Isobutyl angelate(酯類)、Butyl angelate(酯類)、3-Methylpentyl angelate(酯類)、Isoamyl angelate(酯類)、Camphene(單萜烯類)

調香要訣 羅馬洋甘菊是一款呵護女性的精油,散發芳醇香氣。雖然另有一款德國洋甘菊,但羅馬洋甘菊甜度較強,因此應用較為廣泛。羅馬洋甘菊精油作用溫和,但香氣極強,須斟酌用量,以免與其他香氣相牴觸。它和葉片類精油十分合拍,調香時可試著想像是在為惹人憐愛的羅馬洋甘菊花朵,挑選襯托它的綠葉。

身心功效 羅馬洋甘菊可緩解緊張、壓力、心理不平衡等,讓心情放鬆。孩童也可安心使用,若脾氣暴躁或不易入睡,可嘗試用羅馬洋甘菊浸泡芳香浴。適用於緩和由壓力引起的失眠、腸胃困擾、便祕、頭痛等症狀。具有鎮靜發炎、減輕水腫等作用,因此作為美容精油也大受歡迎。

注意事項 ※異位性皮膚炎或肌膚敏感者,使用前請務必進行皮膚測試(詳參第87頁)。

淺談兩種洋甘菊

自然療法中常見的兩種洋甘菊——德國洋甘菊與羅馬洋甘菊。
雖然兩者有著相似的可愛小白花，但其實個性迥異，運用方法也大不相同。

同是小白花，但親眼比對模樣大不同

　　洋甘菊有左頁介紹的羅馬洋甘菊（Chamaemelum nobile）與德國洋甘菊（Matricaria chamomile）兩種，兩者都可萃取精油，在藥草學領域也都運用廣泛。兩者都以法國、保加利亞、克羅埃西亞等歐洲地區為主要產地，許多農家將它們栽種在與薰衣草相鄰的田地。六月收穫洋甘菊，七月收穫薰衣草，所以這個時期的農務尤其繁重。雖然兩種洋甘菊都有著十分相似的可愛小白花，但在農田裡親眼比對，就會發現明顯不同。羅馬洋甘菊莖部較粗壯，葉部較硬，花瓣圍繞花心呈水平方向展開。德國洋甘菊則莖部較纖細柔軟，花瓣圍繞花心呈下垂狀態，如同羽球一樣。

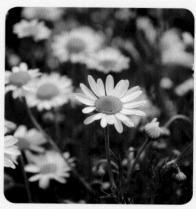

羅馬洋甘菊　特徵為花瓣呈水平展開。比起德國洋甘菊，花朵較大。

德國洋甘菊作為舒壓茶深受歡迎

　　萃取出精油後，羅馬洋甘菊呈淡黃色，德國洋甘菊呈青綠色。羅馬洋甘菊精油富含安全性高的醇類分子，香氣柔和。相較之下，德國洋甘菊精油的成分非常複雜，香氣也略顯個性，在調香學中較適合高階者。但是，香草茶飲中較廣為飲用的是德國洋甘菊。德國洋甘菊和薰衣草的混合茶，具有良好的鎮靜作用，作為舒壓茶在海外深受歡迎。

　　文獻資料多以「蘋果香氣」來形容羅馬洋甘菊。有時候從精油聞香不一定容易聯想，但實際接觸羅馬洋甘菊與德國洋甘菊的鮮花，兩者都散發著輕盈的蘋果香。若有機會請一定要親自聞香體驗一番。

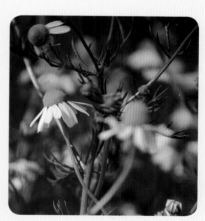

德國洋甘菊　花瓣下垂，狀似羽球。

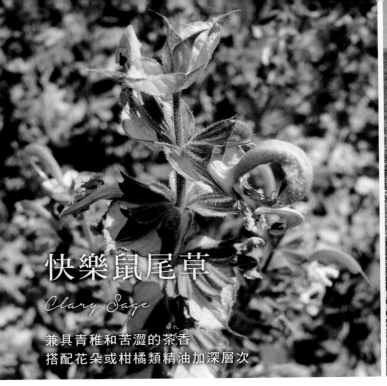

快樂鼠尾草

Clary Sage

兼具青稚和苦澀的茶香
搭配花朵或柑橘類精油加深層次

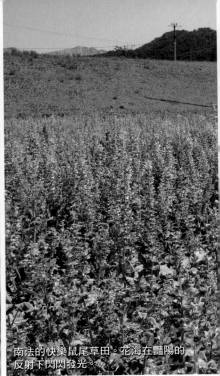

南法的快樂鼠尾草田。花海在豔陽的
反射下閃閃發光。

	TOP	TOP/MID	MIDDLE	MID/BASE	BASE
香氣強度					

適合搭配精油	TOP	甜橙／佛手柑
	TOP/MID	胡椒薄荷／迷迭香
	MIDDLE	天竺葵
	MID/BASE	依蘭／橙花／玫瑰
	BASE	檀香／岩蘭草

學名	*Salvia sclarea*
植物科名	脣形科
萃取部位	葉片和花穗
萃取方法	水蒸氣蒸餾法
原產地	法國、俄羅斯、義大利、英國
功效	強健作用、健胃作用、抗憂鬱作用、抗感染作用、抗菌作用、抗真菌作用、子宮強健作用、消化促進作用、神經系統強健作用、抗痙攣作用、荷爾蒙平衡調理作用
化學成分	Linalyl acetate（酯類）、Linalool（醇類）、Germacrene D（倍半萜烯類）、β-Caryophyllene（倍半萜烯類）、Sclareol（醇類）

調香要訣　快樂鼠尾草功能強大、充滿能量，散發著乾燥印象的香氣，在歐洲尤其英國是深受喜愛的精油。也許是由於它的青綠苦澀味，不少日本人對快樂鼠尾草抱有茶香印象。所以在調香時，試想像「在茶裡添加什麼味道才搭呢」，就能較容易上手。和花朵類、柑橘類精油是好拍檔。

身心功效　快樂鼠尾草是為內心帶來幸福感的精油，在情緒低迷時賦予振奮，將其引導至更佳狀態。同時具有神經系統強健作用。對女性友善的功能豐富，可緩和PMS（經前症候群）或生理痛、更年期熱潮紅、夜間盜汗、情緒不振、心煩氣躁等症狀。但須注意孕婦避免使用。

注意事項　※孕婦避免使用（但孕期滿36週之後可）。※產後請諮詢婦產科專業的芳療師之建議。※除快樂鼠尾草之外，鼠尾草的種類繁多，成分各不相同，使用時請務必確認學名。

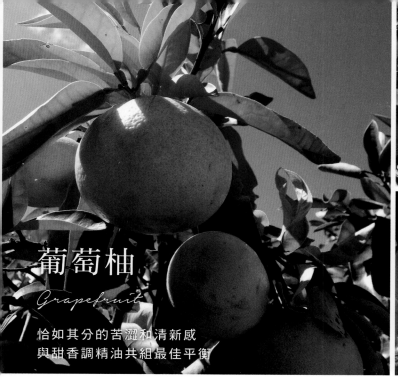

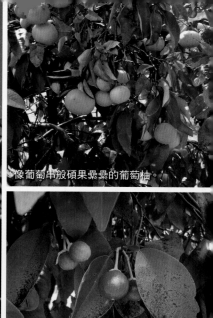

像葡萄串般碩果纍纍的葡萄柚。

尚未成熟的果實。成熟後，樹枝會因果實重量而下垂。

葡萄柚
Grapefruit

恰如其分的苦澀和清新感
與甜香調精油共組最佳平衡

TOP	TOP/MID	MIDDLE	MID/BASE	BASE

香氣強度		

適合搭配精油	TOP	甜橙／檸檬
	TOP/MID	乳香／胡椒薄荷／迷迭香
	MIDDLE	乳香／苦橙葉／甜馬鬱蘭／真正薰衣草
	MID/BASE	乳香
	BASE	廣藿香

學名	*Citrus paradise*
植物科名	芸香科
萃取部位	果皮
萃取方法	壓榨法
原產地	以色列、美國佛羅里達州、美國加利福尼亞州、巴西
功效	空氣淨化作用、血液淨化作用、抗病毒作用、抗菌作用、抗真菌作用、充血解除作用、循環促進作用、鎮靜作用、平衡作用、淋巴淤滯疏通作用
化學成分	Limonene（單萜烯類）、β-Myrcene（單萜烯類）、α-Pinene（單萜烯類）、Sabinene（單萜烯類）、Nootkatone（酮類）

調香要訣　為大眾所熟悉的葡萄柚，想必氣味無人不曉。同樣是水果香，比起甜味，葡萄柚的苦味和清新感更甚，是它的一大特徵。在眾多百搭的柑橘類精油當中，葡萄柚也許略顯難度，卻是一款既有清新感，又可調和出沉穩香氣的精油。調香時推薦搭配微甜的精油，就如為新鮮葡萄柚淋上蜂蜜一般，可達到平衡。

身心功效　葡萄柚精油可使心情開朗，保持身心平衡。適合針對由壓力引起的食慾過旺。幫助拂拭心理不平衡、自我批判、自我厭惡等負面情緒。具有改善淋巴循環、排除體內多餘水分、排毒等效果，也有助於改善橘皮組織、預防體重增加。

注意事項　※接觸皮膚後兩小時內，避免陽光直接照射。※避免使用於芳香浴法（全身浴、半身浴、足浴、手浴等）。

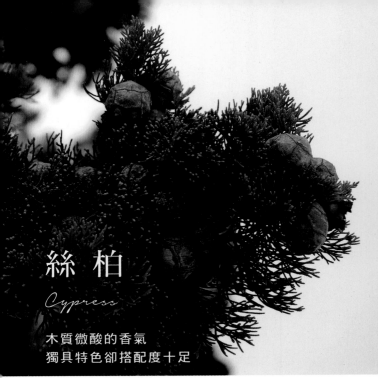

絲柏

Cypress

木質微酸的香氣
獨具特色卻搭配度十足

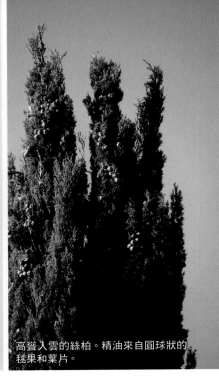

高聳入雲的絲柏。精油來自圓球狀的
毬果和葉片。

TOP	TOP/MID	MIDDLE	MID/BASE	BASE

香氣強度					

適合搭配精油	TOP	甜橙／檸檬
	TOP/MID	豆蔻／黑胡椒／檸檬香茅
	MIDDLE	快樂鼠尾草／百里香／真正薰衣草
	MID/BASE	玫瑰
	BASE	檀香

學名	*Cupressus sempervirens*
植物科名	柏科
萃取部位	葉片和毬果
萃取方法	水蒸氣蒸餾法
原產地	地中海、法國、德國
功效	經期調理作用、抗菌作用、抗風溼作用、收斂作用、靜脈強健作用、神經系統強健作用、抗痙攣作用、鎮靜作用
化學成分	α-Pinene（單萜烯類）、δ-3-Carene（單萜烯類）、Cedrol（醇類）、α-Terpinyl acetate（酯類）、Terpinolene（單萜烯類）

調香要訣 絲柏精油在柏科特有的木質香調基礎上，帶有稍強的酸味。它是一款使用次數愈多，愈能體會到魅力的精油。初聞瞬間給人個性強烈的第一印象，但令人意外的是絲柏幾乎和任何精油都十分融洽。只是香氣確實頗具存在感，所以應避免用量過多。推薦搭配檸檬或檸檬香茅，可打造清爽印象，或搭配檀香、香料類精油，可增加香氣深度。

身心功效 絲柏精油最善於安定情緒。當人生中遭遇巨變，或面臨難題時，絲柏可支持我們認真面對，並渡過難關。同時，絲柏也幫助控制因緊張、壓力而動搖的內心。又具有荷爾蒙平衡調理、平衡皮脂分泌的作用，可說是身、心兩方的平衡倡導者。也因而具有優異的經期調理功效。

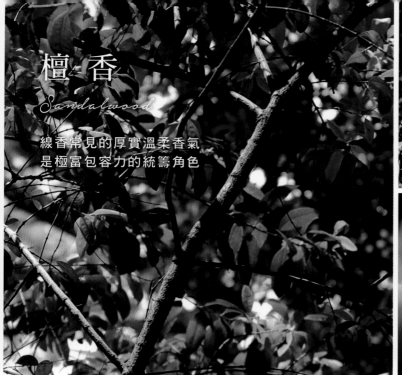

檀 香
Sandalwood

線香常見的厚實溫柔香氣
是極富包容力的統籌角色

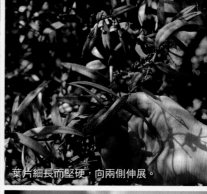

葉片細長而堅硬，向兩側伸展。

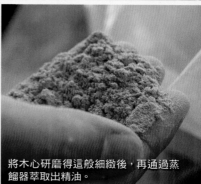

將木心研磨得這般細緻後，再通過蒸餾器萃取出精油。

TOP	TOP/MID	MIDDLE	MID/BASE	BASE

香氣強度					

適合搭配精油	TOP	甜橙／佛手柑
	TOP/MID	豆蔻／肉桂葉／綠薄荷／茶樹／迷迭香
	MIDDLE	羅馬洋甘菊／天竺葵／真正薰衣草
	MID/BASE	依蘭／橙花／玫瑰
	BASE	大西洋雪松／廣藿香

學名	*Santalum album*
植物科名	檀香科
萃取部位	磨碎的木心
萃取方法	水蒸氣蒸餾法
原產地	南亞
功效	化痰作用、抗憂鬱作用、抗發炎作用、收斂作用、鎮靜作用、鎮痛作用、驅蟲作用
化學成分	α-Santalol（醇類）、β-Santalol（醇類）、Nuciferol（醇類）、β-Santalene（倍半萜烯類）

調香要訣 檀香香氣厚實而溫柔，也多運用於製作線香。隨時間經過，飄香徐徐。檀香的主張並不強烈，所以不適任主角，但它具有凝聚整體的包容力，可帶來舒適的安定感。作為後調精油，檀香在各種配方中都能發揮所長，但若在意它獨特的甜味，可嘗試使用大西洋雪松（詳參第130頁）。

身心功效 檀香是冥想時常用的香氣，可鎮靜亢奮、穩定情緒，使內心回歸踏實。它引導人們面對自己，找出更好的答案。尤其針對神經性頭痛或失眠困擾，檀香的深邃香氣可成為助益。同時也以提升性魅力而知名，歷史上曾運用檀香改善性方面的困擾。針對支器官發炎、多痰等呼吸器官的不適，具有緩和作用。

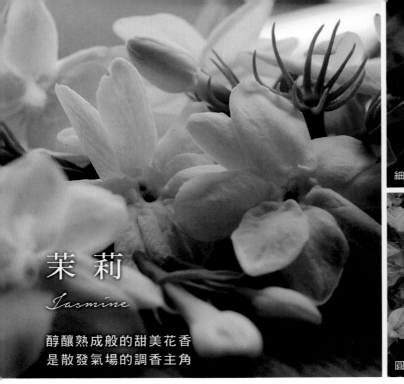

茉 莉
Jasmine

醇釀熟成般的甜美花香
是散發氣場的調香主角

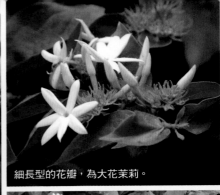

細長型的花瓣，為大花茉莉。

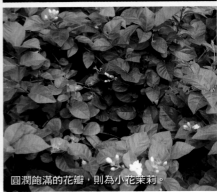

圓潤飽滿的花瓣，則為小花茉莉。

TOP	TOP/MID	MIDDLE	MID/BASE	BASE

香氣強度				

適合搭配精油	TOP	甜橙／佛手柑
	TOP/MID	綠薄荷／胡椒薄荷
	MIDDLE	天竺葵／真正薰衣草
	MID/BASE	依蘭／橙花
	BASE	檀香

學名	*Jasminum grandiflorum*（大花茉莉） *Jasminum sambac*（小花茉莉）
植物科名	木樨科
萃取部位	花朵
萃取方法	溶劑萃取法
原產地	印度北部、埃及、摩洛哥
功效	抗憂鬱作用、抗發炎作用、抗感染作用、催情作用、鎮靜作用、鎮痛作用、母乳抑制作用、荷爾蒙平衡調理作用
化學成分	大花茉莉：Benzyl acetate（酯類）、Benzyl benzoate（酯類） 小花茉莉：β-Fanesene（倍半萜烯類）、Linalool（醇類）、Methyl anthranilate（酯類）

調香要訣 茉莉的花香彷彿歷經醞釀熟成一般，大花茉莉甜中帶澀，小花茉莉芳醇而香甜。兩者都是擁有完美平衡的精油，香氣甚強、頗具存在感。調香時茉莉自然成為主角，建議搭配輕盈香氣的配角即可。又以輕盈香氣來說，相較於清涼草本調，柑橘類香氣和茉莉的契合度更高。

身心功效 茉莉具有優異的鎮靜作用，緊張不安、情緒低落時，茉莉精油助益良多。對自己失去信心時，茉莉是重新啟程的推助力。它濃郁甜美的香氣，以提升性魅力、增強性功能而聞名。若有性冷感、性功能障礙等煩惱，可試試茉莉精油。

注意事項 ※利用溶劑萃取法取得的茉莉原精，建議避免使用於皮膚。※孕婦避免使用。

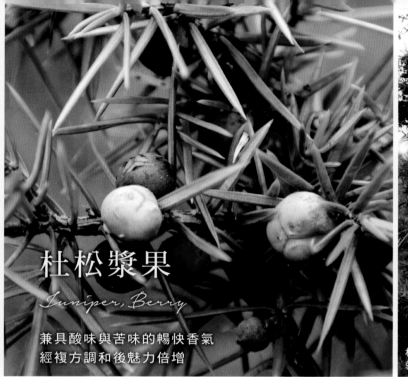

杜松漿果
Juniper, Berry

兼具酸味與苦味的暢快香氣
經複方調和後魅力倍增

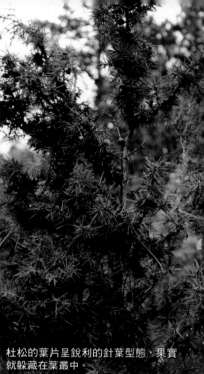

杜松的葉片呈銳利的針葉型態,果實就躲藏在葉叢中。

TOP	TOP/MID	MIDDLE	MID/BASE	BASE

香氣強度				

適合搭配精油	TOP	甜橙／葡萄柚／檸檬
	TOP/MID	豆蔻／丁香／肉桂葉／黑胡椒
	MIDDLE	百里香／甜馬鬱蘭／真正薰衣草
	MID/BASE	依蘭／玫瑰
	BASE	廣藿香

學名	*Juniperus communis*
植物科名	柏科
萃取部位	成熟的果實
萃取方法	水蒸氣蒸餾法
原產地	西伯利亞、斯堪地那維亞、匈牙利、法國、義大利
功效	化痰作用、抗感染作用、抗菌作用、抗風溼作用、神經系統強健作用、利尿作用、淋巴淤滯疏通作用
化學成分	α-Pinene（單萜烯類）、Sabinene（單萜烯類）、β-Myrcene（單萜烯類）、Terpinen-4-ol（醇類）

調香要訣 杜松漿果兼具酸味與苦味,作為琴酒的香料聞名遐邇。同時也是實用性高的香草,自古以來就是茶飲與料理的好夥伴。杜松漿果適合搭配香料類或花朵類精油,可以為整體配方帶來暢快感。尤其是和玫瑰的搭配十分出眾。單方的杜松漿果精油也許不那麼令人印象深刻,但只要透過複方調香,則魅力大增。

身心功效 杜松漿果精油可排除體內堆積的多餘老舊廢物,具有顯著的排毒作用。對心理的作用也是如此,將負面思考與消極的想法一掃而空,幫助建立堅強的意志。可促進淋巴暢通,改善水腫與橘皮組織。也有助於洗滌淨化空氣。可賦予身心恰到好處的刺激,具有溫暖身體的作用。

注意事項 ※避免大量使用於皮膚,有引發瘙癢的可能。※患有腎臟疾病者,請將本書所載的用量減半後再使用。※孕婦避免使用。

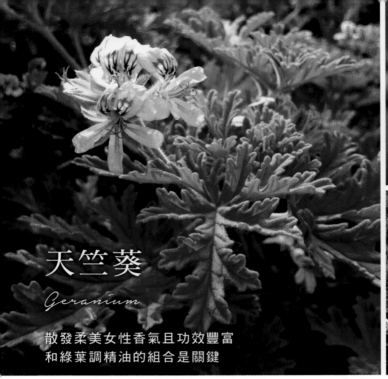

天竺葵

Geranium

散發柔美女性香氣且功效豐富
和綠葉調精油的組合是關鍵

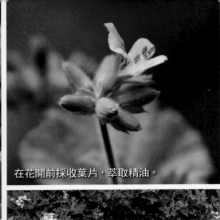

在花開前採收葉片，萃取精油。

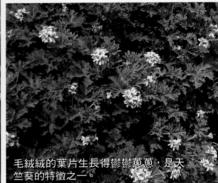

毛絨絨的葉片生長得鬱鬱蔥蔥，是天竺葵的特徵之一。

TOP	TOP/MID	MIDDLE	MID/BASE	BASE

| 香氣強度 | | | | |

適合搭配精油	TOP	甜橙／絲柏
	TOP/MID	豆蔻／絲柏／乳香／胡椒薄荷／澳洲尤加利
	MIDDLE	絲柏／乳香／真正薰衣草
	MID/BASE	依蘭／絲柏／乳香／玫瑰
	BASE	檀香／大西洋雪松

學名	*Pelargonium asperum*（波旁天竺葵） *Pelargonium graveolens*（玫瑰天竺葵）
植物科名	牻牛兒苗科
萃取部位	葉片
萃取方法	水蒸氣蒸餾法
原產地	馬達加斯加、剛果、北非、西班牙、法國
功效	養肝作用、抗發炎作用、抗菌作用、抗真菌作用、抗糖尿病作用、催情作用、止血作用、靜脈強健作用、抗痙攣作用、鎮靜作用、鎮痛作用、荷爾蒙平衡調理作用、驅蟲作用
化學成分	Citronellol（醇類）、Geraniol（醇類）、Linalool（醇類）、Citronellyl formate（酯類）

調香要訣 天竺葵從葉片散發著花朵般的香氣，精油也是來自此葉片部分。天竺葵精油富含呵護女性的功效，香氣也獨具女性氣質。它的效用豐富多樣，應用性廣。若和甜味較強的精油調配，天竺葵的特質易被淡化，因此搭配如胡椒薄荷或澳洲尤加利等清新綠葉印象的精油，是它的調香訣竅。這是緣於天竺葵的甜美，宜搭配個性相反的清新印象香氣，才能取得平衡。

身心功效 天竺葵具有優異的放鬆作用，可賦予身心安心、安定與平靜。不論是急性症狀或慢性症狀，天竺葵都能發揮功效，尤其針對因工作過量而引起的慢性疲勞特別有效。天竺葵善於調理荷爾蒙平衡，可幫助改善PMS（經前症候群）、各種更年期症狀、經期不順等女性特有的煩惱。此外亦可運用於關節炎、神經痛、靜脈瘤等，用途廣泛。

天然香料與人工香精

純粹不含雜質的精油,是 100% 萃取自植物的天然香料。
認識與之相對的,人工香精的特徵,也是對另一種香氣的學習。

來自 100% 植物的精油與人工香精,所組成的香水

　　由動植物等天然原料萃取而來的稱為天然香料,最具
代表性的便是精油。另一方面,利用石油等原料經加工
製造的即為人工香精,也稱合成香精。同樣是從調香創
作衍生而來的「香水」,包含了天然香料和人工香精兩
者,這是香水和精油調香的最大不同。

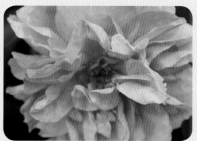

　　植物萃取的精油,氣味豐饒,引導我們的身心達到更
佳的狀態。但是,植物所含的成分仍存在許多未解之
謎,每一次的收穫數量和品質也都因氣候、土壤和栽培
方式而天差地別,難以一致。相對的,人工香精則是用
人類已經究明的成分,在精密控管下製造,因此能夠保
持品質穩定,方便大量生產、大量流通,且價格便宜。

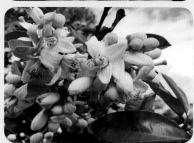

天然香料與人工香精的不同,在於身心功效

　　人工香精的研發技術日新月異,其中不乏與天然香料
難分軒輊的製品。但是,西元 2003 年曾有實驗報告面
世,證明天然香料與人工香精對人體和心理具有不同
影響。該實驗的內容是讓實驗對象嗅聞天然的佛手柑
香氣,與人工合成的佛手柑香精,並分別測量嗅聞後壓
力減輕的程度,而測量結果認為,天然香料明顯具有更
高的放鬆效果。由此也可得知,想要從芳香療法獲得功
效,精油的使用是一大前提。不過,如果只是單純享受
香氣,香水也不失為一種選擇。關鍵在於我們應認識天
然香料與人工香精的區別,在理解各自的長、短處的基
礎上,再行選擇。

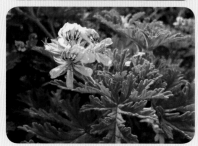

玫瑰、橙花、天竺葵是香水的常用精油,深受
許多人喜愛。但是,由於精油的價格、成分較
不穩定,與這些花香相似的人工香精也便得以
大量生產。

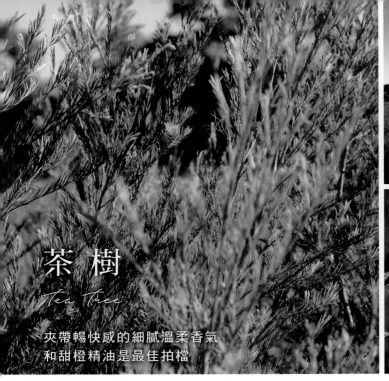

茶 樹
Tea Tree

夾帶暢快感的細膩溫柔香氣
和甜橙精油是最佳拍檔

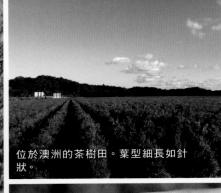

位於澳洲的茶樹田。葉型細長如針狀。

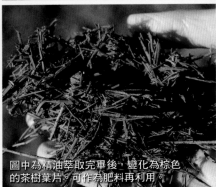

圖中為精油萃取完畢後，變化為棕色的茶樹葉片。可作為肥料再利用。

TOP	TOP/MID	MIDDLE	MID/BASE	BASE

香氣強度	████ ███ ░░ ░░░░ ░░░░

適合搭配精油	TOP	甜橙
	TOP/MID	胡椒薄荷／澳洲尤加利／迷迭香
	MIDDLE	快樂鼠尾草／苦橙葉／真正薰衣草
	MID/BASE	橙花
	BASE	檀香／大西洋雪松

學名	*Melaleuca alternifolia*
植物科名	桃金孃科
萃取部位	葉片
萃取方法	水蒸氣蒸餾法
原產地	澳大利亞、南非
功效	抗病毒作用、抗感染作用、抗菌作用、抗真菌作用、殺菌作用、靜脈強健作用、神經系統強健作用、鎮痛作用、免疫力增強作用
化學成分	Terpinen-4-ol（醇類）、γ-Terpinene（單萜烯類）、α-Terpinene（單萜烯類）、Terpinolene（單萜烯類）、1,8 Cineole（氧化物類）

調香要訣 茶樹一年可成長150cm以上，生命力旺盛。它功效強大，卻香氣細膩。初聞清涼暢快，隨後便趨於柔和。只要認識到茶樹的這分柔和，調香時便能拓展更多的可能性。特別推薦與甜橙、檀香的調和，可共譜出美妙絕倫的香韻。茶樹與花香類精油，尤其與玫瑰的搭配，似乎不甚融洽。

身心功效 澳洲原住民中的土著族群，將茶樹視為治療感冒、咳嗽和頭痛的良藥，常以茶樹熬藥或直接咀嚼葉片。茶樹在精油中具有頂尖的抗感染作用，對應各式各樣的感染症狀都能發揮功效。它能夠阻斷病源，預防復發。同時也具有優異的免疫系統強健作用，對免疫力低下所引起的精神疲勞或神經衰弱有效。精神不振時茶樹可養精蓄銳，也可用以緩和心悸、呼吸困難等症狀。

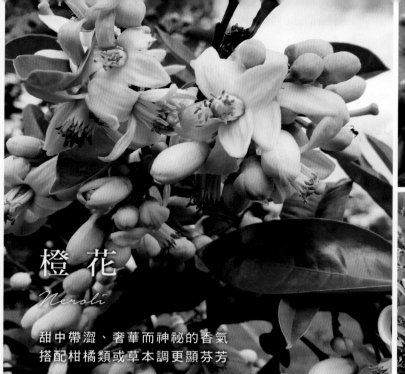

橙 花
Neroli

甜中帶澀、奢華而神祕的香氣
搭配柑橘類或草本調更顯芬芳

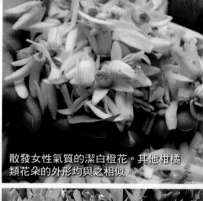

散發女性氣質的潔白橙花。其他柑橘
類花朵的外形均與之相似。

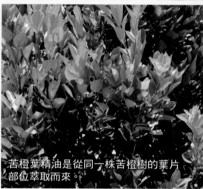

苦橙葉精油是從同一株苦橙樹的葉片
部位萃取而來。

TOP	TOP/MID	MIDDLE	MID/BASE	BASE

香氣強度					

適合搭配精油	TOP	甜橙／佛手柑
	TOP/MID	豆蔻／綠薄荷／茶樹／乳香／澳洲尤加利
	MIDDLE	乳香／苦橙葉／真正薰衣草
	MID/BASE	乳香
	BASE	檀香／廣藿香

學名	*Citrus aurantium*
植物科名	芸香科
萃取部位	花朵
萃取方法	水蒸氣蒸餾法
原產地	義大利、法國、突尼西亞
功效	抗憂鬱作用、抗感染作用、抗菌作用、收斂作用、消化促進作用、靜脈強健作用、鎮靜作用
化學成分	Linalool（醇類）、Limonene（單萜烯類）、Linalyl acetate（酯類）、β-Ocimene（單萜烯類）、α-Terpineol（醇類）、β-Pinene（單萜烯類）

調香要訣　橙花有著花朵類精油常見的奢華和甜美，卻又帶著一絲難以言喻的苦澀，充滿神祕。這其實是柑橘類植物從花朵所萃取的精油之共同特徵。悠遠流長的香氣令人印象深刻，包括男性在內也廣受喜愛。只是香氣主張略顯薄弱，調香時若搭配其他花香易被淡化。可搭配柑橘類或草本調的清新香氣。

身心功效　橙花精油給予細膩的心靈溫柔的擁抱。能療癒變得脆弱敏感的心，使內心平和，支持人們在每日生活中提升充實感。橙花也具有增強性魅力的作用，因疲勞或情緒低落導致「性」趣缺缺時推薦使用。調配針對神經系統的放鬆配方時，橙花常名列其中，可改善由精神壓力引起的失眠、心悸、高血壓等症狀。

廣藿香
Patchouli

墨水配方之一的沉穩乾燥香調
低調卻應用範圍廣泛

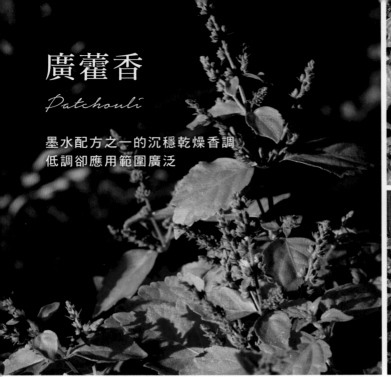

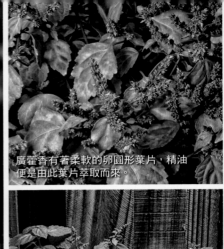

廣藿香有著柔軟的卵圓形葉片，精油
便是由此葉片萃取而來。

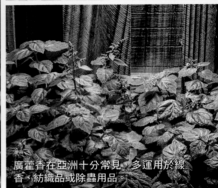

廣藿香在亞洲十分常見，多運用於線
香、紡織品或除蟲用品。

TOP	TOP/MID	MIDDLE	MID/BASE	BASE

香氣強度					

適合搭配精油	TOP	甜橙／絲柏／佛手柑
	TOP/MID	絲柏／胡椒薄荷／迷迭香
	MIDDLE	羅馬洋甘菊／絲柏／天竺葵
	MID/BASE	絲柏／茉莉／橙花
	BASE	檀香／岩蘭草

學名	*Pogostemon cablin*
植物科名	脣形科
萃取部位	葉片
萃取方法	水蒸氣蒸餾法
原產地	印尼、菲律賓、馬來西亞、中國、越南、印度、西非
功效	抗憂鬱作用、抗發炎作用、抗菌作用、殺蟲作用、鎮靜作用、消臭作用、驅蟲作用
化學成分	Patchouli alcohol（醇類）、α-Bulnesene（倍半萜烯類）、α-Guaiene（倍半萜烯類）

調香要訣 廣藿香的乾燥香調可令心情沉靜下來，有彷彿腳踏實地的安心感。也許緣於廣藿香是書法習字時墨香的來源之一，所以添加於調香配方之中，能使人產生古韻古香的印象。也因此調配出的香氣能為年長者帶來安心感。廣藿香洗盡鉛華，不施粉黛，卻能撫平香氣的抑揚，既保持其他精油的個性，又融合出整體均衡的印象，可謂是應用範圍十分廣泛的精油。

身心功效 廣藿香是調理身心平衡的精油，舒壓效果顯著，幫助我們保持堅定的內心。感到不安、異常沮喪、能量低迷時，廣藿香可拭去消極的情緒及精神壓力。它具有優異的抗菌、抗發炎作用，對於處理傷口、消炎或預防感染等十分有效。同時也可幫助肌膚再生與保溼，因此常被運用於美容用途。

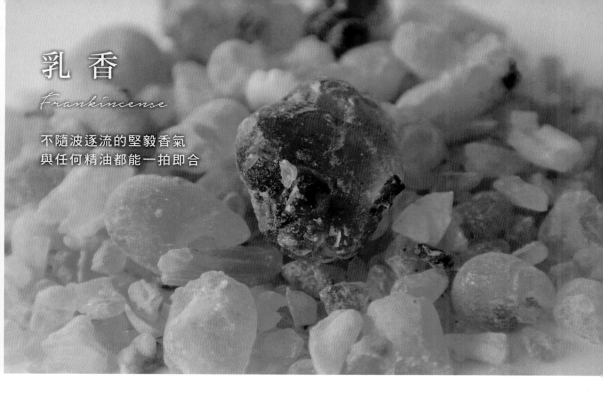

乳香
Frankincense

不隨波逐流的堅毅香氣
與任何精油都能一拍即合

TOP	TOP/MID	MIDDLE	MID/BASE	BASE

香氣強度		

適合搭配精油	TOP	甜橙／葡萄柚／檸檬
	TOP/MID	豆蔻／胡椒薄荷／澳洲尤加利／迷迭香
	MIDDLE	快樂鼠尾草／天竺葵／真正薰衣草
	MID/BASE	橙花／玫瑰
	BASE	檀香／廣藿香

學名	*Boswellia carterii*
植物科名	橄欖科
萃取部位	樹脂
萃取方法	水蒸氣蒸餾法
原產地	索馬尼亞、衣索比亞、南阿拉伯、中國
功效	強健作用、抗感染作用、抗菌作用、收斂作用、抗痙攣作用、（呼吸系統）鎮痛作用
化學成分	α-Pinene（單萜烯類）、α-Phellandrene（單萜烯類）、Limonene（單萜烯類）、β-Myrcene（單萜烯類）、p-Cymene（單萜烯類）

調香要訣 乳香是耶穌誕生之際的獻禮之一，常運用於宗教祭祀。它不分性別，受到眾人喜愛。乳香雖然沒有特別顯著的特徵，香氣也不算強，但即使調和之後，也不受其他香氣影響，堅定地展示著自己的存在。乳香和其他精油無所不搭，請不帶偏見、任靈感馳騁，大膽地嘗試於各種調香之中吧，過程中也一定能更深入體會到芳香療法的迷人之處。

身心功效 乳香的特徵為促使呼吸變緩、變深，讓情緒慢慢沉澱。過度忙碌導致精神亢奮時、壓力過大而無法入眠時，乳香可以幫助疏通內心的鬱結。它也有益於改善呼吸系統的困擾，可舒緩支氣管炎、氣喘及鼻水等症狀。乳香對肌膚也有良好的效果，特別推薦針對肌膚老化的保養。可幫助減輕皺紋，保持肌膚彈性。

苦橙葉

Petitgrain

略帶苦澀的綠葉香調
與個性鮮明的精油志同道合

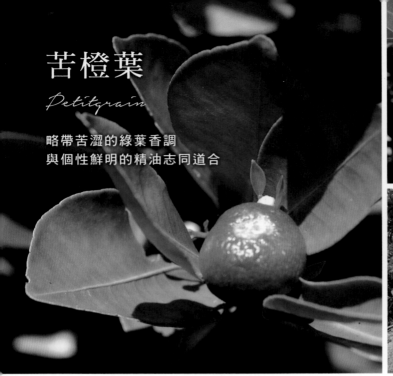

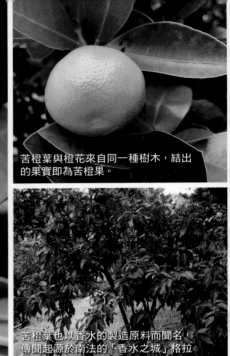

苦橙葉與橙花來自同一種樹木，結出的果實即為苦橙果。

苦橙葉也以香水的製造原料而聞名，傳聞起源於南法的「香水之城」格拉斯鎮。

TOP	TOP/MID	MIDDLE	MID/BASE	BASE

香氣強度				

適合搭配精油	TOP	甜橙／紅橘
	TOP/MID	綠薄荷／胡椒薄荷
	MIDDLE	百里香／甜馬鬱蘭／真正薰衣草
	MID/BASE	依蘭／橙花
	BASE	檀香／廣藿香／岩蘭草

學名	*Citrus aurantium*
植物科名	芸香科
萃取部位	葉片
萃取方法	水蒸氣蒸餾法
原產地	地中海、海地、西印度、南美洲、美國加利福尼亞州
功效	抗發炎作用、抗感染作用、抗菌作用、消化促進作用、神經系統平衡調理作用、鎮靜作用
化學成分	Linalyl acetate（酯類）、Linalool（醇類）、Limonene（單萜烯類）、α-Terpineol（醇類）、Geranyl acetate（酯類）

調香要訣 苦橙葉與橙花同是來自於苦橙樹。苦橙葉精油來自葉片，橙花精油萃取自花朵。苦橙葉精油的特徵是略帶苦澀的綠葉香調，給人新綠印象。即使與個性鮮明的精油搭配，也能展現毫不遜色的存在感。只是須稍加留意，若搭配太多類似香氣，過度強調綠葉香，易發展成為酷似小黃瓜的氣味。建議搭配略帶甜味的精油，契合度更佳。

身心功效 苦橙葉精油可為內心注入活力。心情沮喪時，它能點醒人們找回原本的堅強內在與自我修復力。緊張、憤怒、驚慌失措、精神疲勞接踵而至的時候，苦橙葉是良好的助力。針對精神壓力所引起的消化不良、失眠，以及內分泌失調所引起的各種症狀，苦橙葉都能發揮緩和作用。同時可淨化肌膚，針對痘痘困擾也能發揮功效。

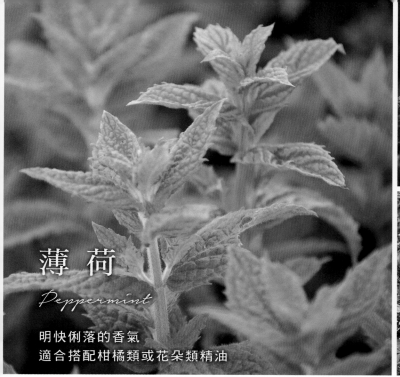

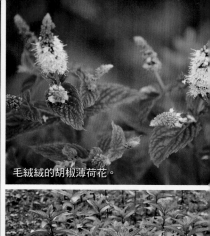

毛絨絨的胡椒薄荷花。

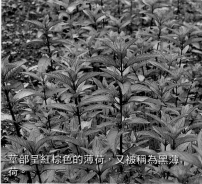

莖部呈紅棕色的薄荷，又被稱為黑薄荷。

薄 荷

Peppermint

明快俐落的香氣
適合搭配柑橘類或花朵類精油

TOP	TOP/MID	MIDDLE	MID/BASE	BASE

| 香氣強度 | | | | | |

適合搭配精油	TOP	甜橙／葡萄柚／檸檬
	TOP/MID	豆蔻／檸檬香茅
	MIDDLE	快樂鼠尾草
	MID/BASE	依蘭／玫瑰
	BASE	檀香／廣藿香

學名	*Mentha piperita*（胡椒薄荷） *Mentha spicata*（綠薄荷）
植物科名	脣形科
萃取部位	葉片
萃取方法	水蒸氣蒸餾法
原產地	美國、澳洲塔斯馬尼亞島
功效	解熱作用、抗黏膜炎作用、抗感染作用、殺菌作用、消化促進作用
化學成分	胡椒薄荷：Menthol（醇類）、Menthone（酮類）、Methyl acetate（酯類）、Neomenthol（醇類） 綠薄荷：Carvone（酮類）、Limonene（單萜烯類）、β–Myrcene（單萜烯類）、Menthone（酮類）

調香要訣　薄荷常出現在牙膏等日常用品中，是十分平易近人的香氣。清涼暢快感之中夾帶著犀利，頗顯個性。薄荷與各式各樣的精油都能搭配融洽，在調香中屬於歸納整體的角色，惟使用時須斟酌用量。建議避開增加犀利感的精油，可搭配柑橘類或花朵類精油。

身心功效　薄荷的清新香氣，可創造活力，使心情煥然一新。它撫癒精神疲勞，幫助我們保持寬廣的胸襟。薄荷對身體也有諸多功效，尤其對反胃、消化不良效果顯著，也很適合針對頭痛及頭痛併發的鼻炎。同時還具有促進淋巴順暢循環，緩解肌肉痠痛等作用。

注意事項　※使用於按摩時，應盡量避免單方使用，即使搭配其他複方，也應將薄荷控制在濃度2%以下（有關濃度詳參第87頁）。※直接使用未稀釋的薄荷精油或高濃度使用，都有可能對皮膚造成灼熱刺激。※薄荷種類繁多，其中適用於芳香療法者為胡椒薄荷與綠薄荷。購買前請先確認學名。

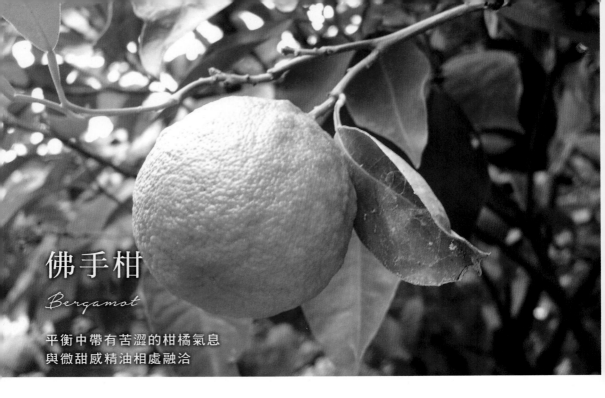

佛手柑

Bergamot

平衡中帶有苦澀的柑橘氣息
與微甜感精油相處融洽

TOP	TOP/MID	MIDDLE	MID/BASE	BASE

香氣強度		

	TOP	甜橙／絲柏／檸檬
	TOP/MID	絲柏／綠薄荷／澳洲尤加利／迷迭香
適合搭配精油	MIDDLE	羅馬洋甘菊／絲柏／苦橙葉／甜馬鬱蘭／真正薰衣草
	MID/BASE	依蘭／絲柏／橙花
	BASE	檀香／廣藿香

學名	*Citrus aurantium ssp.bergamia*
植物科名	芸香科
萃取部位	果皮
萃取方法	壓榨法
原產地	西班牙、義大利、以色列、美國佛羅里達州、哥斯大黎加、美國加利福尼亞州、巴西
功效	抗憂鬱作用、抗發炎作用、抗感染作用、抗糖尿病作用、催情作用、抗痙攣作用、荷爾蒙平衡調理作用
化學成分	Limonene（單萜烯類）、β-Myrcene（單萜烯類）、β-Bisabolene（單萜烯類）、α-Pinene（單萜烯類）、Sabinene（單萜烯類）

調香要訣 似綠葉調、具暢快感、苦味、甜味，所有要素的完美平衡，便是佛手柑精油。從伯爵紅茶的調味到食品香料，乃至香水的常見配方，佛手柑廣受全世界的喜愛。它的苦味較想像中強，若想強調柑橘的清甜印象，建議添加甜橙精油。除了柑橘類精油之外，還可搭配清新中帶有甜感的精油，以達平衡。

身心功效 佛手柑在原產國義大利，自古以來就運用於民間療法。它以針對神經系統的平衡調理功效而聞名，可幫助維持心情開朗。煩躁、心理不平衡、憂鬱等負面情緒籠罩的時候，請務必試試佛手柑精油。佛手柑可有效應對精神壓力所引起的消化不良、食欲不振等，也可用於處理生殖器官的感染症狀。

注意事項 ※接觸皮膚後兩小時內，避免陽光直接照射。

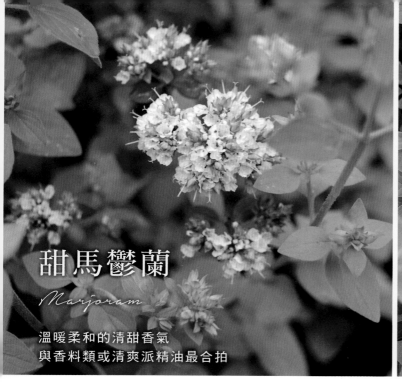

甜馬鬱蘭

Marjoram

溫暖柔和的清甜香氣
與香料類或清爽派精油最合拍

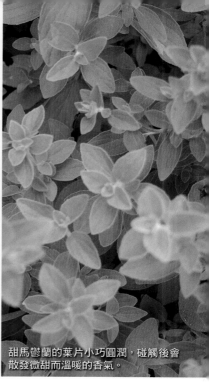

甜馬鬱蘭的葉片小巧圓潤，碰觸後會
散發微甜而溫暖的香氣。

	TOP	TOP/MID	MIDDLE	MID/BASE	BASE

香氣強度

適合搭配精油	TOP	甜橙／葡萄柚
	TOP/MID	豆蔻／薑／乳香／胡椒薄荷／穗花薰衣草／迷迭香
	MIDDLE	快樂鼠尾草／乳香／苦橙葉
	MID/BASE	乳香
	BASE	檀香／岩蘭草

學名	*Origanum majorana*
植物科名	脣形科
萃取部位	全株含花朵
萃取方法	水蒸氣蒸餾法
原產地	地中海、法國、埃及、突尼西亞
功效	血壓降低作用、抗感染作用、抗菌作用、消化促進作用、神經系統強健作用、抗痙攣作用、鎮靜作用、鎮痛作用
化學成分	Terpinen-4-ol（醇類）、Sabinene（單萜烯類）、Linalyl acetate（酯類）、γ-Terpinene（單萜烯類）、γ-Terpineol（醇類）

調香要訣 甜馬鬱蘭包含葉片，是從整株植物萃取而來，卻散發著花朵般溫柔甜美的香氣。不僅這一點與天竺葵的特徵相似，在功能方面兩者也有著諸多共通點。甜馬鬱蘭運用於調香時，雖不至於如花朵般濃郁，但也無法忽略它本身具備的甜味。推薦搭配胡椒薄荷等俐落暢快的精油，可襯托甜馬鬱蘭的清甜，或薑等香料類精油也十分合拍。

身心功效 甜馬鬱蘭可調理身心整體的平衡，並將其引導至最佳狀態。有氣無力時它能夠激發動力，疲勞積蓄時它可以療癒身心，針對壓力引起的失眠也能發揮所長。適合感到失落、孤獨，或消極的胡思亂想揮之不去時。甜馬鬱蘭還具有荷爾蒙平衡調理的作用，可有效改善生理痛、經期不順、更年期症狀等。也可緩和肌肉僵硬和肌肉痠痛、關節炎、心悸、高血壓等症狀。

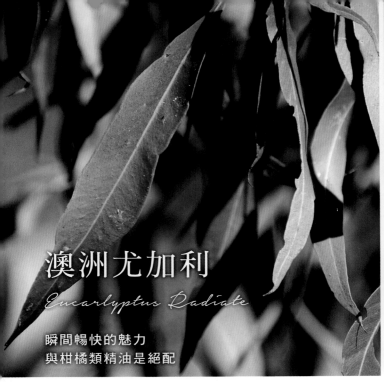

澳洲尤加利

Eucarlyptus Radiate

瞬間暢快的魅力
與柑橘類精油是絕配

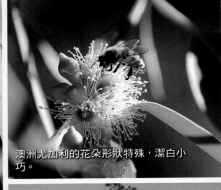

澳洲尤加利的花朵形狀特殊，潔白小巧。

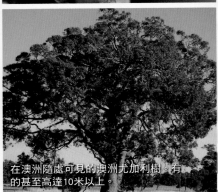

在澳洲隨處可見的澳洲尤加利樹。有的甚至高達10米以上。

TOP	TOP/MID	MIDDLE	MID/BASE	BASE

香氣強度					

適合搭配精油		
TOP	甜橙／葡萄柚／檸檬	
TOP/MID	乳香／胡椒薄荷／檸檬香茅	
MIDDLE	乳香／快樂鼠尾草／真正薰衣草	
MID/BASE	依蘭／橙花／乳香	
BASE	檀香／廣藿香	

學名	*Eucalyptus radiata*
植物科名	桃金孃科
萃取部位	葉片
萃取方法	水蒸氣蒸餾法
原產地	澳大利亞（含塔斯馬尼亞島）
功效	化痰作用、解熱作用、血糖降低作用、抗病毒作用、抗感染作用、抗菌作用、抗真菌作用、殺菌作用、循環促進作用、（呼吸系統）鎮靜作用、免疫力增強作用
化學成分	1,8 Cineole（氧化物類）、α-Terpineol（醇類）、Piperitol（醇類）、Limonene（單萜烯類）、α-Pinene（單萜烯類）

調香要訣　澳洲尤加利的魅力在於舒心怡人的爽朗個性，若配方以它為主角，可創造清新印象。和所有柑橘類精油都非常合拍。除此之外，尤加利還有藍膠尤加利、檸檬尤加利等品種，調香時較推薦香氣溫和的澳洲尤加利。澳洲尤加利僅憑單方就足以呈現暢快感，調香時適合搭配花朵、樹木、樹脂所萃取的精油。

身心功效　澳洲尤加利能將憂鬱的情緒與負面情感一掃而空，為內心帶來勇氣，推動前行。它能夠淨空思緒，想要獲得靈感或開始新事物時，可以借助它的力量。澳洲尤加利對呼吸系統有良好的影響，對感冒引起的咳嗽、鼻水、鼻塞，以及鼻竇炎、慢性支氣管炎等均有幫助。但是，雖同屬尤加利，檸檬尤加利就沒有針對呼吸系統的功效，購買時須稍加留意植物種類。

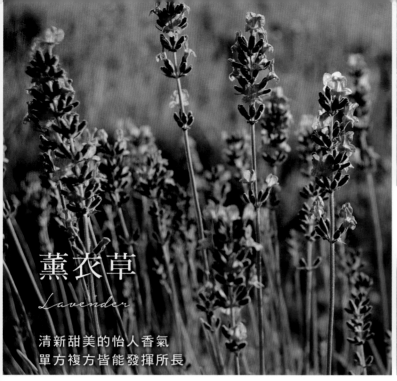

薰衣草

Lavender

清新甜美的怡人香氣
單方複方皆能發揮所長

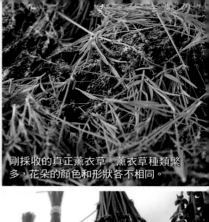

剛採收的真正薰衣草。薰衣草種類繁多，花朵的顏色和形狀各不相同。

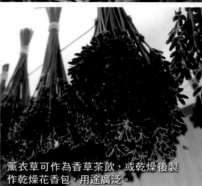

薰衣草可作為香草茶飲，或乾燥後製作乾燥花香包，用途廣泛。

		※ 2　※ 3	※ 1		
TOP		TOP/MID	MIDDLE	MID/BASE	BASE

香氣強度		
適合搭配精油	TOP	甜橙
	TOP/MID	薑／澳洲尤加利
	MIDDLE	天竺葵
	MID/BASE	依蘭／茉莉／橙花／玫瑰
	BASE	檀香／廣藿香
學名	*Lavandula angustifolia*（真正薰衣草）※ 1 *Lavandula latifolia*（穗花薰衣草）※ 2 *Lavandula hybrida*（醒目薰衣草）※ 3	
植物科名	脣形科	
萃取部位	莖葉	
萃取方法	水蒸氣蒸餾法	
原產地	法國、克羅埃西亞、保加利亞、美國加利福尼亞州、澳洲塔斯馬尼亞島	
功效	血壓降低作用、抗發炎作用、抗感染作用、抗菌作用、抗真菌作用、殺菌作用、抗痙攣作用、鎮靜作用、鎮痛作用、結痂促進作用	
化學成分	※ 詳參本書第 66 頁	

調香要訣　薰衣草涼爽而清甜的香氣，令任何人都能感受到沁心舒適。因功效豐富、用途多樣，薰衣草常被作為單方使用，但其實是搭配對象非常廣泛的精油。建議大家儘管大膽搭配，才能從中發掘薰衣草的全新魅力。它和任何精油都能融洽調和，非列舉不可的話，薰衣草與花朵類精油結合有可能造成甜味過強，調香初學者也許暫避開此組合為佳。

身心功效　薰衣草對身心的利用價值極高，被譽為「萬能油」而廣受世人鍾愛。它能夠幫助找回內心的靜謐與沉著，使呼吸順暢。同時具有顯著的鎮痛作用，可緩和頭痛、生理痛、肌肉痠痛等各種疼痛，針對燒燙傷、曬傷、輕微擦傷等日常生活中的頻發事故能夠發揮實力。是一款用途廣泛的居家必備精油。

注意事項　詳參本書第66頁

淺談三種薰衣草

薰衣草功效豐富且實用性高，在世界各地都備受青睞。
但您可知道，即使是最具代表性的薰衣草精油中，有三大性質各異的種類嗎？

植物的外觀、生長環境、香氣、作用均大相逕庭

本書第 65 頁薰衣草的植物學名一欄，記載有真正薰衣草、穗花薰衣草和醒目薰衣草三個種類。這三種植物各不相同，包含生物上的外觀、精油香氣、注意事項等也都各異，因此在購買前，確認學名的步驟十分重要。一般市售通稱的「薰衣草」指的是真正薰衣草（也稱純正薰衣草）。醒目薰衣草是真正薰衣草和穗花薰衣草的混種，收穫量是其他兩種的大約 10 倍，所以價格也更親民。由於香氣相似，據聞有業者混合高價的真正薰衣草與平價的醒目薰衣草，標榜「薰衣草」販售，消費者購買前須認知到這兩款本是不同精油。

真正薰衣草

植株較矮，高約 50 公分。生長於海拔較高的環境。

學名	*Lavandula angustifolia*
化學成分	Linalool（醇類）、Linalyl acetate（酯類）、Lavandulyl acetate（酯類）
注意事項	無。

穗花薰衣草

與真正薰衣草幾乎生長於同一地域，花形也較類似。

學名	*Lavandula latifolia*
化學成分	Linalool（醇類）、1,8 Cineole（氧化物類）、Camphor（酮類）
注意事項	孕婦、哺乳期、高齡人士、嬰幼兒等避免使用。

醒目薰衣草

真正薰衣草與穗花薰衣草的雜交品種。
植株可高達 100 公分。生長於海拔較低的環境。

學名	*Lavandula hybrida*
化學成分	Linalool（醇類）、Linalyl acetate（酯類）、Camphor（酮類）
注意事項	孕婦、哺乳期、高齡人士、嬰幼兒等避免使用。

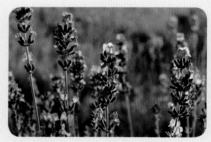

真正薰衣草

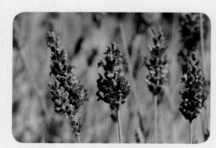

醒目薰衣草

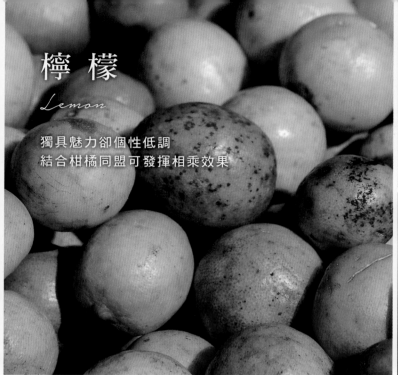

檸檬

Lemon

獨具魅力卻個性低調
結合柑橘同盟可發揮相乘效果

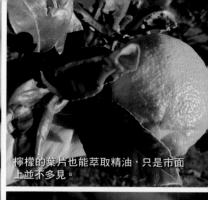

檸檬的葉片也能萃取精油，只是市面上並不多見。

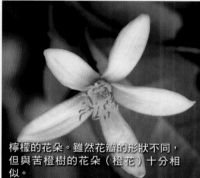

檸檬的花朵。雖然花瓣的形狀不同，但與苦橙樹的花朵（橙花）十分相似。

TOP	TOP/MID	MIDDLE	MID/BASE	BASE

香氣強度					

適合搭配精油	TOP	甜橙／佛手柑
	TOP/MID	薑／茶樹／胡椒薄荷／檸檬香茅／迷迭香
	MIDDLE	苦橙葉／甜馬鬱蘭
	MID/BASE	依蘭／橙花
	BASE	大西洋雪松／廣藿香

學名	*Citrus limonum*
植物科名	芸香科
萃取部位	果皮
萃取方法	壓榨法
原產地	西西里島（南義大利）、美國佛羅里達州、美國加利福尼亞州、西班牙
功效	化淤作用、空氣淨化作用、抗發炎作用、抗感染作用、抗菌作用、收斂作用、循環促進作用、消化促進作用、抗痙攣作用、鎮靜作用、淋巴淤滯疏通作用
化學成分	Limonene（單萜烯類）、β-Pinene（單萜烯類）、γ-Terpinene（單萜烯類）、α-Terpineol（醇類）、Neral（醛類）

調香要訣 檸檬散發著充滿親切感、令人垂涎的柑橘香調。新鮮的香氣是它的魅力所在，但檸檬精油香氣較弱，因而難以發揮存在感。若為了加強檸檬的印象而增加用量，反而易導致配方失去整體平衡，建議搭配香調相似的檸檬香茅，或同屬柑橘類的甜橙、佛手柑等精油，透過相輔相成來加強香氣，是讓調香不易失敗的祕訣。

身心功效 想要提升專注力、轉換心情、維持心情開朗時，推薦檸檬精油。它可以鎮靜混亂不安的情感，鼓勵人們安心前行。檸檬具有優異的淨化及解毒功效，可促進良好的淋巴循環，也可運用於肥胖、橘皮組織、血脂異常、動脈硬化等症狀。它還能幫助改善反胃、頭痛或失眠，製成噴霧噴灑於空氣中（詳參第78頁）還可淨化空氣。

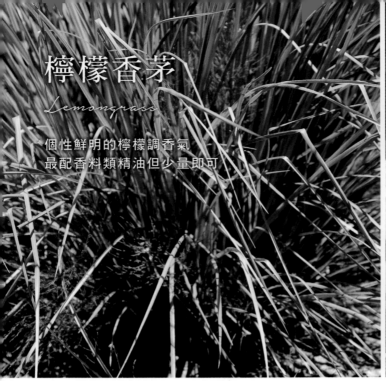

檸檬香茅
Lemongrass

個性鮮明的檸檬調香氣
最配香料類精油但少量即可

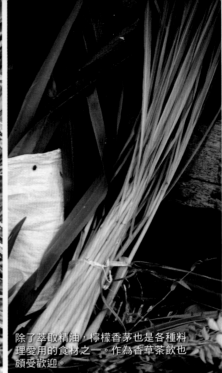

除了萃取精油，檸檬香茅也是各種料理愛用的食材之一。作為香草茶飲也頗受歡迎。

TOP	TOP/MID	MIDDLE	MID/BASE	BASE

香氣強度					

適合搭配精油	TOP	甜橙／絲柏／檸檬
	TOP/MID	絲柏／肉桂葉／杜松漿果／薑／丁香／黑胡椒
	MIDDLE	絲柏／天竺葵／真正薰衣草
	MID/BASE	依蘭／絲柏／橙花
	BASE	檀香／廣藿香

學名	*Cymbopogon citratus*
植物科名	禾本科
萃取部位	葉片
萃取方法	水蒸氣蒸餾法
原產地	西印度、非洲、亞洲
功效	強健作用、抗憂鬱作用、抗菌作用、殺蟲作用、激勵作用、消化促進作用、鎮靜作用、驅蟲作用、利尿作用
化學成分	Geranial（醛類）、Neral（醛類）、β-Myrcene（單萜烯類）

調香要訣　檸檬香茅擁有與檸檬相仿的清爽香氣。以泰式酸辣湯為代表，檸檬香茅是東南亞風味料理中大為活躍的食材，相信有不少人都曾品嘗過它。與料理一致的是，檸檬香茅在調香學中也是和香料類精油十分合拍。它的強度超乎想像，因此須小心斟量。萬一用量過多，搭配任何精油都將凸顯濃濃東南亞風味，須稍加留意。

身心功效　檸檬香茅能夠掃除心中的鬱悶和迷惘、精神疲勞等，令心情暢快明晰，賦予能量。對人體具有強健作用與刺激作用，可舒緩肉體疲勞或肌肉痠痛。檸檬香茅可增添肌膚彈性、收斂毛孔，有益美容。若有香港腳困擾時，可利用檸檬香茅浸泡足浴，緩解症狀。與廣藿香調和後薰香或製作噴霧（詳參第78頁），可用於驅蟲。

注意事項　※檸檬香茅具皮膚刺激性，使用時須稀釋至濃度1%以下（詳參第87頁）。※孕婦避免使用。

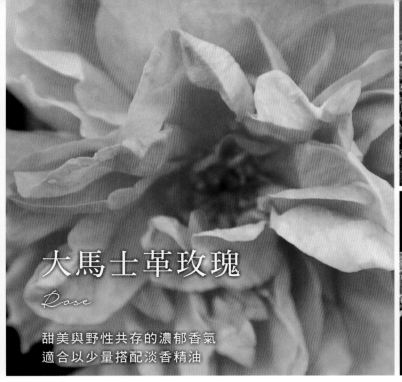

大馬士革玫瑰
Rose

甜美與野性共存的濃郁香氣
適合以少量搭配淡香精油

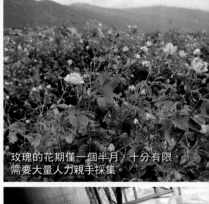

玫瑰的花期僅一個半月，十分有限，
需要大量人力親手採集。

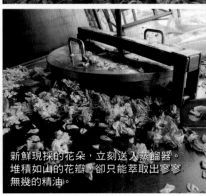

新鮮現採的花朵，立刻送入蒸餾器。
堆積如山的花瓣，卻只能萃取出寥寥
無幾的精油。

TOP	TOP/MID	MIDDLE	MID/BASE	BASE

香氣強度		

適合搭配精油	TOP	甜橙／葡萄柚
	TOP/MID	杜松漿果／胡椒薄荷
	MIDDLE	羅馬洋甘菊／天竺葵／真正薰衣草
	MID/BASE	依蘭／茉莉／橙花
	BASE	檀香／廣藿香／岩蘭草

學名	*Rosa damascena*
植物科名	薔薇科
萃取部位	花朵
萃取方法	水蒸氣蒸餾法（奧圖玫瑰）、溶劑萃取法（玫瑰原精）
原產地	保加利亞、土耳其、法國、伊朗
功效	抗憂鬱作用、抗發炎作用、抗感染作用、抗菌作用、催情作用、收斂作用、神經系統強健作用、鎮靜作用、荷爾蒙平衡調理作用
化學成分	奧圖玫瑰：Citronellol（醇類）、Geraniol（醇類）、Nerol（醇類） 玫瑰原精：2-Phenylethanol（醇類）、Citronellol（醇類）、Geraniol（醇類）

調香要訣 從天然植物取得的大馬士革玫瑰精油，兼具甜美花香與野性的綠葉調。它的香氣和化工製成的華麗的玫瑰香精有著天壤之別，不免常令第一次嗅聞的人覺得困惑。建議拋卻過往的既定印象，用心體會玫瑰本來的香氣。大馬士革玫瑰精油香氣較強，頗具存在感，須斟酌用量。調香時建議搭配香調較為淡雅的精油。

身心功效 大馬士革玫瑰溫柔的包覆，為情感核心賦予深層的影響。除了可改善神經過於敏感、心悸不止、失眠等症狀之外，針對生理期與更年期的各種相關症狀也都具有緩和作用。同時富含可保養肌膚的有效成分，幫助改善發炎、乾燥、痘痘等困擾，被廣泛運用於美容保養品的製作。

注意事項 ※孕婦避免使用（但孕期滿36週之後可）。
※利用溶劑萃取法取得的玫瑰原精，建議避免使用於皮膚。

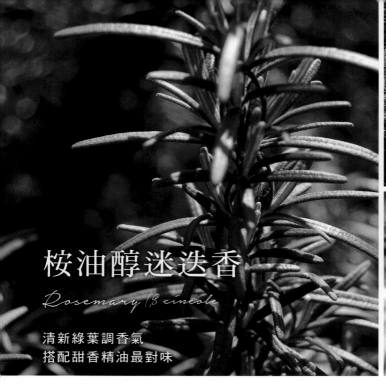

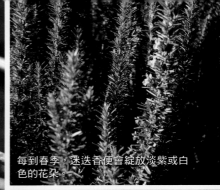

每到春季，迷迭香便會綻放淡紫或白色的花朵。

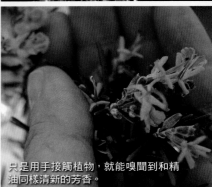

只是用手接觸植物，就能嗅聞到和精油同樣清新的芳香。

桉油醇迷迭香

Rosemary 1,8 cineole

清新綠葉調香氣
搭配甜香精油最對味

TOP	TOP/MID	MIDDLE	MID/BASE	BASE

香氣強度	██████ ██████			

適合搭配精油	TOP	葡萄柚／絲柏／佛手柑
	TOP/MID	絲柏／乳香／胡椒薄荷
	MIDDLE	絲柏／天竺葵／乳香
	MID/BASE	絲柏／橙花／乳香
	BASE	檀香／廣藿香／岩蘭草

學名	*Rosemarinus officinalis ct 1,8 cineole*
植物科名	脣形科
萃取部位	枝葉
萃取方法	水蒸氣蒸餾法
原產地	突尼西亞、西班牙、摩洛哥、法國、地中海
功效	血壓提升作用、經期調理作用、抗感染作用、抗菌作用、抗真菌作用、抗風溼作用、循環促進作用、消化促進作用、神經系統強健作用、性功能作用、抗痙攣作用
化學成分	1,8 Cineole（氧化物類）、Camphor（酮類）、α-Pinene（單萜烯類）、β-Pinene（單萜烯類）

調香要訣　迷迭香的暢快香氣帶有清涼感，讓綠葉香彷彿久久駐留鼻腔。若和同屬俐落印象的精油搭配，則會淡化了迷迭香的優點，因此推薦搭配帶些許甜感的精油，方可取得完美平衡。迷迭香依化學形態（詳參右頁），還有樟腦迷迭香、馬鞭草酮迷迭香等類形，而桉油醇迷迭香是最容易入手且百搭的。

身心功效　迷迭香以「成就自信的香草」而聞名，能夠帶來勇氣和堅強。當無力、憂鬱的情緒揮之不去或迷惘時，使用迷迭香精油可重獲活力。此外，想要提升專注力時也十分推薦。迷迭香精油可活化身體機能、改善低血壓及手腳冰冷，功效豐富。還可強健肌肉，有效改善肩頸痠痛、小腿抽筋等症狀。

注意事項　※孕婦、哺乳期、嬰幼兒、高齡人士、高血壓等須小心使用。

何謂精油的CT（化學形態）？

在學習精油的過程中，經常會接觸到「CT／化學形態」這個詞。
本篇便帶大家一同認識CT，究竟隱含了何種訊息。

因植物生長環境不同
而產生精油成分的差異

　　有些植物在學術上雖然歸類於同一科屬，卻有可能因生長環境（氣候、土壤、水質等）的不同，而培養出截然不同的成分。以至於從這些植物萃取而來的精油，也在性質和身心影響上天差地遠。這種類形的精油即稱為「CT／化學形態」，最具代表性的有迷迭香、百里香等。精油專賣店通常都能找到這些不同化學形態的精油，建議以自身的眼睛和鼻子實際確認一次。

　　不同化學形態的精油，只要看學名便一目了然。它們在學名的後方標有字母 ct（chemotype 的縮寫），承接其後的是化學成分。澳洲尤加利（詳參第 64 頁）和薰衣草（詳參第 65 頁）雖然也有許多種類，但它們的學名各異，意味著本就是不同種的植物，而非化學形態的差異。左頁介紹的「桉油醇迷迭香」，在迷迭香中是香氣最為溫和的。而百里香則推薦「沉香醇百里香」，應用最為廣泛。

迷迭香

桉油醇迷迭香的學名標示

Rosemarinus officinalis ct 1,8 cineole

迷迭香的拉丁學名 ┃ 1,8桉油醇的含量較高
化學形態（chemotype）的縮寫

樟腦迷迭香的學名標示

Rosemarinus officinalis ct camphor

迷迭香的拉丁學名 ┃ 樟腦的含量較高
化學形態（chemotype）的縮寫

馬鞭草酮迷迭香的學名標示

Rosemarinus officinalis ct verbenone

迷迭香的拉丁學名 ┃ 馬鞭草酮的含量較高
化學形態（chemotype）的縮寫

百里香

沉香醇百里香的學名標示

Thymus vulgaris ct linalool

百里香的拉丁學名 ┃ 沉香醇的含量較高
化學形態（chemotype）的縮寫

牻牛兒醇百里香的學名標示

Thymus vulgaris ct geraniol

百里香的拉丁學名 ┃ 牻牛兒醇的含量較高
化學形態（chemotype）的縮寫

百里酚百里香的學名標示

Thymus vulgaris ct thymol

百里香的拉丁學名 ┃ 百里酚的含量較高
化學形態（chemotype）的縮寫

增添香氣深度的祕方
香料類精油

相信許多人在製作料理時，有過這樣的經驗：只要少許香料，就能大大增添風味。
精油調香也同理可循，往往只要添加少量的香料類精油，便能提升配方整體深度。
本篇就為大家一併介紹這些小兵立大功的香料類精油。

豆蔻
Cardamon

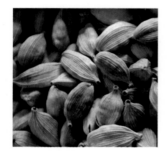

TOP	TOP/MID	MIDDLE	MID/BASE	BASE

香氣強度	
學名	*Elettaria cardamomum*
植物科名	薑科
萃取部位	種籽
萃取方法	水蒸氣蒸餾法
原產地	斯里蘭卡、北印度、寮國、瓜地馬拉
功效	化痰作用、催情作用、循環促進作用、消化促進作用、神經系統強健作用、抗痙攣作用、鎮靜作用

調香要訣 豆蔻是印度拉茶的原料之一，特徵為味道甘甜。不論甜調精油或苦味精油都能搭配融洽，調香時十分便利。只是，由於豆蔻是強烈的前中調，萬一用量過多，將消弭其他前中調香氣，須斟酌用量。

身心功效 豆蔻精油是腦部與神經系統的強健劑，可療癒精神疲勞。能幫助提升專注力，緩解緊張和不安，使人放鬆。身體方面，豆蔻有益於整體消化系統，可緩解消化不良、反胃及腸胃痙攣等症狀。

丁香
Clove

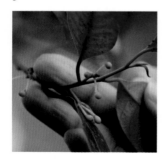

TOP	TOP/MID	MIDDLE	MID/BASE	BASE

香氣強度	
學名	*Syzygium aromaticum*
植物科名	桃金孃科
萃取部位	花蕾
萃取方法	水蒸氣蒸餾法
原產地	斯里蘭卡、印尼、菲律賓、東南亞、印度
功效	健胃作用、抗病毒作用、抗菌作用、殺菌作用、激勵作用、抗痙攣作用、鎮靜作用、鎮痛作用

調香要訣 丁香精油的氣味與其説是香料，不如用像牙醫診所的味道來形容比較貼切。它與帶甜感的精油契合度高，推薦想營造聖誕氣氛時使用。但配方中丁香的占比建議控制在5%以下。

身心功效 丁香精油可為身心帶來良好的刺激和恰如其分的緊張感，非常適合提不起幹勁的時刻。針對感冒、流感等感染症狀也能大顯身手。

注意事項 ※孕婦、哺乳期避免使用。
※有可能產生皮膚刺激。

肉桂葉
Cinnamon, Leaf

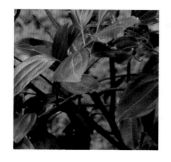

TOP	TOP/MID	MIDDLE	MID/BASE	BASE

香氣強度	■■■■■□□□□□
學名	*Cinnamomum zeylanicum*
植物科名	樟科
萃取部位	葉片、樹幹
萃取方法	水蒸氣蒸餾法
原產地	北印度、馬達加斯加
功效	抗菌作用、殺菌作用、激勵作用、循環促進作用、抗痙攣作用、鎮靜作用、鎮痛作用

調香要訣 肉桂葉散發緩慢的甜味和苦味，與許多精油都能配合融洽。它平易近人的辛香氣息，容易使人不小心就添加過量，為避免存在感太強，建議將配方占比控制在5%以下。

身心功效 肉桂葉精油具有溫暖擁抱身心的作用。受孤獨感、無力感或憂鬱籠罩時，肉桂葉可賦予適度刺激，並活化體內循環。

注意事項 ※孕婦、哺乳期避免使用。
※有可能產生皮膚刺激。

薑
Ginger

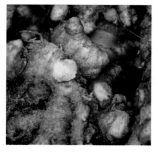

TOP	TOP/MID	MIDDLE	MID/BASE	BASE

香氣強度	■■■□□□□□□□
學名	*Zingiber officinale*
植物科名	薑科
萃取部位	根莖
萃取方法	水蒸氣蒸餾法
原產地	牙買加、印度、日本、中國、馬來西亞、澳大利亞
功效	活血作用、養肝作用、化痰作用、催情作用、循環促進作用、消化促進作用、食欲增強作用、平衡作用

調香要訣 新鮮的生薑香氣，可從中感受到清甜與溫柔。雖獨具個性卻不挑拍檔，應用廣泛。其中又以檸檬尤加利、檸檬、檸檬香茅等檸檬調精油的融合度最佳。

身心功效 薑精油能幫助找回內心的自信、堅強和決斷力。可促進血液循環、改善手腳冰冷，緩解疲勞、肌肉痠痛、關節炎、腰痛等症狀。

注意事項 ※接觸皮膚後兩小時內，避免陽光直接照射。

黑胡椒
Pepper, Black

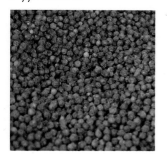

TOP	TOP/MID	MIDDLE	MID/BASE	BASE

香氣強度	■■■■□□□□□□
學名	*Piper nigrum*
植物科名	胡椒科
萃取部位	果實、種籽
萃取方法	水蒸氣蒸餾法
原產地	馬達加斯加、印尼、南印度
功效	活血作用、抗感染作用、抗菌作用、循環促進作用、消化促進作用、抗痙攣作用、鎮靜作用

調香要訣 黑胡椒精油是受男女老少歡迎的溫和沉穩香氣。因它的香氣主張非常薄弱，須添加多量才能發揮存在感。依收穫時期的不同另有白胡椒、紅胡椒精油，香氣與成分也略有不同。

身心功效 黑胡椒可釋放身心，促進全身循環。適合感受到壓力或緊張揮之不去的時候。身體方面，它可補足代謝或循環不良，針對消化不良、便祕、胃脹、肌肉痠痛等症狀發揮功效，用途廣泛。

耗時耗力，
分毫皆辛苦的
玫瑰精油

Rose otto in Bulgaria

保加利亞是全球市場的玫瑰盛產地。
鮮花怒放的玫瑰田園，美得令人屏息。
為了從這些花兒萃取出精油，
人們傾注了大量的時間和勞力。

與農家人的溫暖接觸，是我的心靈支柱

　　身著美麗的民族服飾，一群女子手捧竹籃，歡樂地採收著玫瑰花──或許大家也曾在電視或書籍中見過這樣的風景。可惜令人夢碎的是，這樣的畫面不過是觀光產業的一隅，精油的萃取作業實際是和時間賽跑，是需要勞力和技巧的艱苦付出。我曾在保加利亞拜訪過四戶玫瑰農園。當時正值收穫時節，所有農家都身陷如火如荼的農作中，但每一戶農家卻都用最溫暖的笑容迎接了我，讓我能夠與他們交「心」。這些時光，也使我更加堅定了「要好好珍惜他們耕耘的精油」的決心。

六臺蒸餾器，24 小時全天候運作萃取

　　在種類繁多的精油之中，玫瑰以其高價而聞名。相傳玫瑰精油在歷史上曾與黃金具有同等價值，並受到嚴密的保護。時至今日，萃取完成的玫瑰精油，仍是由農家嚴加保管於上鎖的倉庫裡。玫瑰精油的萃取方式有水

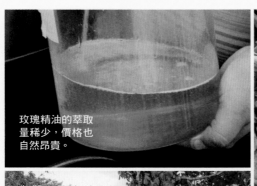

玫瑰精油的萃取
量稀少，價格也
自然昂貴。

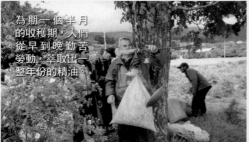

為期一個半月
的收穫期，人們
從早到晚勤苦
勞動，萃取出一
整年份的精油。

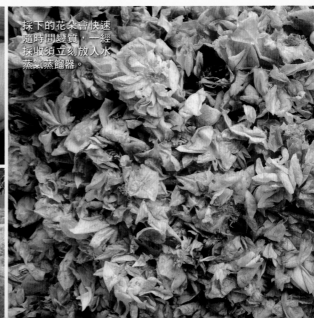

採下的花朵會快速
隨時間變質，一經
採收須立刻放入水
蒸氣蒸餾器。

蒸氣蒸餾法和溶劑萃取法兩種，其中以水蒸氣蒸餾法為主流。一戶農家通常約持有六臺以上的水蒸氣蒸餾器。究其原因，是由於一般植物只須一臺蒸餾器就能萃取出足量的精油，而玫瑰因萃取量稀少，除非六臺左右的蒸餾器同時運作，否則無法取得足夠的精油量。更有甚者，在收穫時節需要 24 小時馬不停蹄地運轉。

專業的採收工人，每小時收穫 60 ～ 90 公斤花朵

　　奧圖玫瑰精油須在一個半月期間，透過蒸餾器全天候運轉，萃取出一整年度的販售量。更令人驚嘆的是，為了萃取 1 毫升的玫瑰精油，需要約 1000 朵玫瑰花。1 公升精油則需約 100 萬朵。為了達到一整年的販售量（約 80 公斤），需要採收的玫瑰花可謂數不勝數。我雖也參與體驗了採收過程，但費盡全力，也只能在一小時內採收兩公斤左右的花朵（約 570 朵）。以這樣的效率，當然距離

目標還差十萬八千里，相比之下農場專業的採收工人們，每小時可收穫 60 ～ 90 公斤的花朵。若達不到這個速度，以及蒸餾器 24 小時運轉的話，就會錯過萃取玫瑰精油的黃金時機。

玫瑰精油的價格，是勞動心血的價值

　　玫瑰的採收無法透過機器，須全程手工作業。途中屢屢發生被玫瑰莖刺刺傷的情形，但工人們根本無暇顧及。他們必須趁著花朵新鮮現採、香氣最強的時機放入蒸餾器，否則香氣的品質將受到影響。所以說玫瑰精油的萃取，完全是和時間賽跑。經過一番勞苦所萃得的玫瑰精油，定價是其他精油的約 6 ～ 10 倍。這個價值是來自勞動者的心血。我們能夠享受到優雅、華美的玫瑰香氣，全是仰賴用艱辛的勞動支撐著這一切的人們。希望我們在使用精油的時候，不會忘記他們的付出。

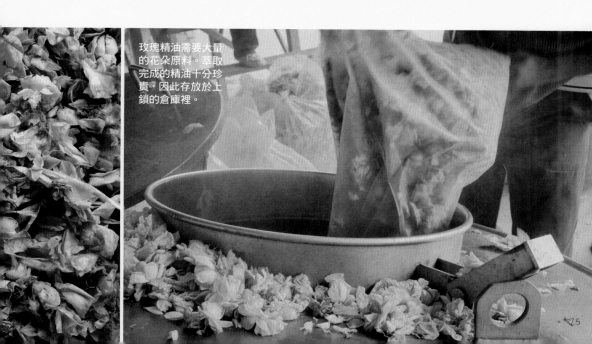

玫瑰精油需要大量的花朵原料。萃取完成的精油十分珍貴，因此存放於上鎖的倉庫裡。

Chapter. 3

精油調香的
運用

How to use essential oils

心愛的調香配方完成了！立刻啟用吧。
精油的運用方法，也就是享受芳療的方法，
可謂豐富而又多彩。
想和共處一室的朋友享受同一款香氣，
那就利用擴香儀，打造滿室馨香。
想運用香氣讓自己放鬆，就泡個芳香浴。
想散發絕無僅有的獨家祕香，
記得隨身帶上凝香脂或淡香水吧。
不論你屬於哪一種生活模式，
都能隨時隨地，自在地享受芳療。

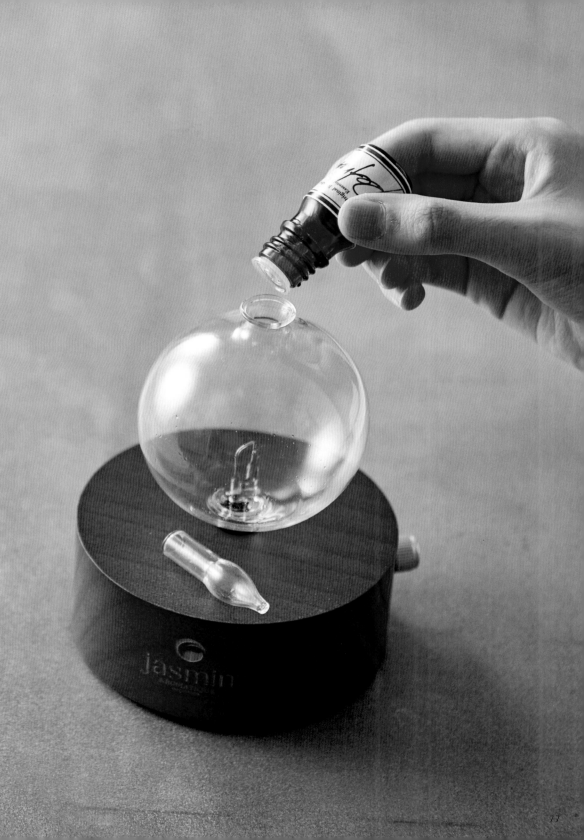

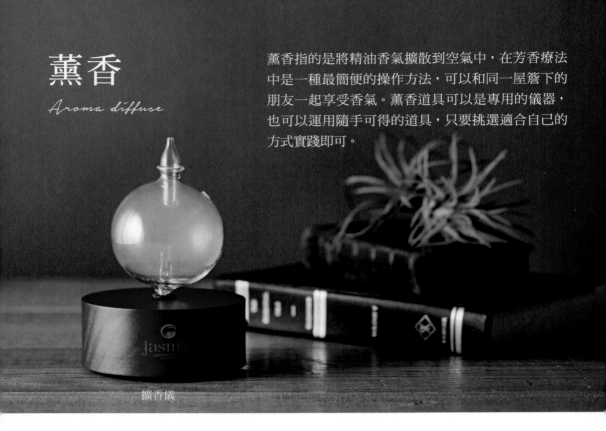

薰香

Aroma diffuse

薰香指的是將精油香氣擴散到空氣中，在芳香療法中是一種最簡便的操作方法，可以和同一屋簷下的朋友一起享受香氣。薰香道具可以是專用的儀器，也可以運用隨手可得的道具，只要挑選適合自己的方式實踐即可。

擴香儀

擴香儀

Diffuser

擴香儀的原理是利用超音波震動，或是內藏的風扇來擴散香氣。其最大的優點在於能使寬敞的空間充滿馨香。薰香專用道具除了擴香儀之外，還有利用蠟燭燃燒的熱度來加速精油揮發的溫油器（薰香燈）、以及利用電器本身熱度的薰香小夜燈等等。只是，由於精油具有揮發性且遇熱易變質，因此還是比較推薦不使用熱源的擴香儀。

〈使用方法〉
請遵循各儀器廠商的使用操作說明。

芳香噴霧

Spray

只須混合水和精油，就能完成簡單的室內芳香噴霧，噴灑於空氣中，享受香氣。芳香噴霧攜帶方便，調配出喜歡的配方後，也可在外出旅遊的住宿地等大顯身手。

〈芳香噴霧製作方法〉
①準備含有噴霧頭的遮光瓶，加入 50ml 水。
②加入 20 ～ 30 滴精油。
③使用前充分搖勻瓶身，再作噴灑。

〈注意事項〉
※ 請勿直接噴灑於人體。
※ 若噴灑於家具或紡織品，有可能造成變色。

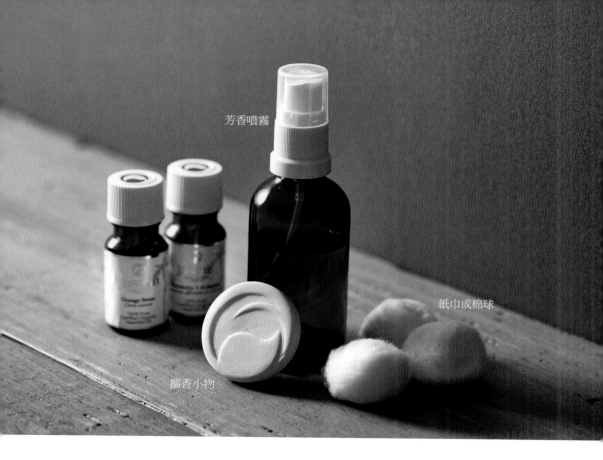

芳香噴霧

紙巾或棉球

擴香小物

紙巾或棉球
Tissue & Cotton

　在紙巾或棉球上滴上些許精油，靜置身旁，就能散發出淡雅的芬芳。雖然這個方法能夠享受的香氣範圍較小，但極其簡單便利。推薦運用於辦公桌或就寢時的枕邊。

〈使用方法〉
在紙巾或棉球上滴入 2 ～ 6 滴精油，靜置於附近即可。

擴香小物
Aroma Goods

　陶瓷或木製的擴香專用小擺飾，可直接滴入精油。各種擴香小物可在精油專賣店尋得。它的擴香範圍雖小，但還是能散發淡淡清香。置放於玄關或洗手臺是不錯的主意。

〈使用方法〉
在擴香小物上滴入 2 ～ 6 滴精油，靜置於想要薰香的地方。

芳香浴法

Aroma bath

芳香浴法顧名思義，是在浴缸中
混合精油，並將身體浸泡其中。
在享受香氣的同時，還能透過皮
膚吸收精油功效。讓溫暖的浴湯
環抱身心，放鬆效果也會倍增。

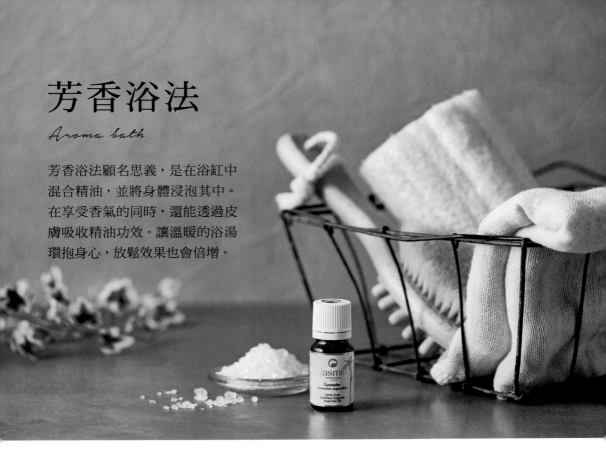

全身浴
Whole body

在浴缸中蓄滿溫水，加入 2 ～ 10 滴精油
攪拌均勻後，浸泡全身至肩膀高度。可溫暖
全身，提升血液循環。記得深呼吸，享受騰
騰升起的馨香蒸氣。

半身浴
Lower body

在浴缸中放入少量溫水，加入 2 ～ 7 滴精
油攪拌均勻後，浸泡身體至橫膈膜以下。半
身浴對心臟負擔較少，可享受較長時間的入
浴。

〈注意事項〉

※ 部分精油具有皮膚刺激性。肌膚較敏
感或在意者，建議先用天然鹽、蜂蜜、
牛乳（各 1 ～ 2 大茶匙）與精油攪拌混
合後，再加入浴缸，可減輕刺激，較為安
心。

局部浴法

Aroma bath for foot and hand

在溫水中添加精油並浸泡身體局部，即為局部浴法，常見的有足浴和手浴。透過溫暖四肢末梢，可提升全身的血液循環，也有助於轉換心情。

足浴

Foot bath

在水桶中倒入溫水，浸泡雙腳至小腿肚的高度。添加 3～4 滴精油拌勻後，享受足浴約 15 分鐘。若全身浴條件不容許時，僅憑足浴也能有煥然一新的感受。

手浴

Hand bath

在浴室洗手臺放入溫水，浸泡雙手至手腕高度。添加 3～4 滴精油拌勻後，享受手浴約 15 分鐘。特別推薦手部較粗糙、或想要溫暖上半身時進行。

〈注意事項〉

※ 同左頁，肌膚較敏感或在意者，建議先用天然鹽、蜂蜜、牛乳（各 1～2 大茶匙）與精油攪拌混合後，再加入浴缸，可減輕刺激，較為安心。

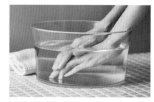

手浴浸泡至手腕高度。途中不忘深呼吸，享受騰騰升起的植物芬芳。

嗅吸法

Inhalation

嗅吸法指的是通過鼻、口呼吸，吸收精油成分，不須特殊道具也能簡單執行。此方法有助於改善呼吸器官或消化器官的不適，預防感冒，還能舒壓放鬆、清新提神。

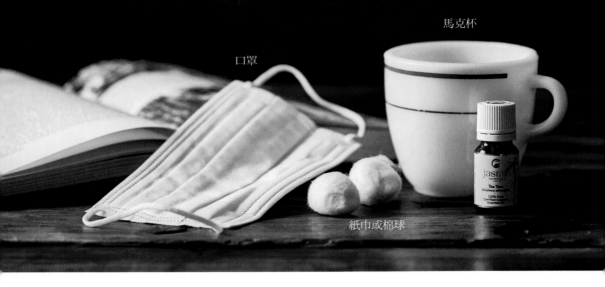

馬克杯

口罩

紙巾或棉球

馬克杯
Mag Cup

在馬克杯中倒入熱水，添加 2 ～ 4 滴精油，靠近鼻子，嗅吸精油香氣。

〈注意事項〉

※ 添加精油後，避免立即靠近臉部或一口氣吸入，以免被蒸氣嗆到。

※ 留意自身與周邊的人，切勿誤飲混有精油的水。

口罩
Mask

於口罩內側（即佩戴口罩時，朝向口鼻的一側）滴入 2 ～ 4 滴精油後，再行佩戴。

〈注意事項〉

※ 避免精油的吸附部位直接接觸皮膚。

紙巾或棉球
Tissue & Cotton

利用紙巾或棉球，滴入 2 ～ 4 滴精油，再靠近鼻子，嗅吸精油香氣。

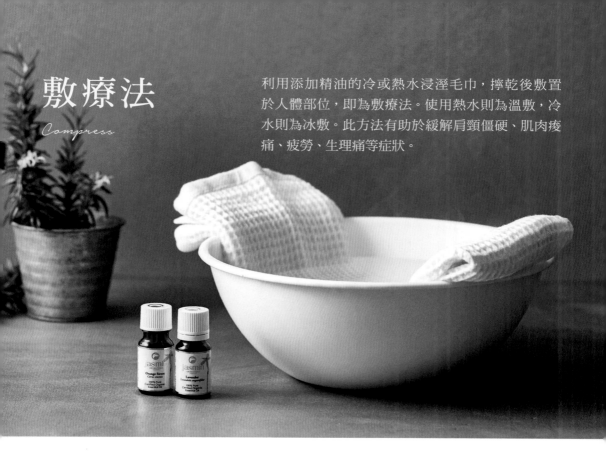

敷療法

Compress

利用添加精油的冷或熱水浸溼毛巾，擰乾後敷置於人體部位，即為敷療法。使用熱水則為溫敷，冷水則為冰敷。此方法有助於緩解肩頸僵硬、肌肉痠痛、疲勞、生理痛等症狀。

溫敷

Hot compress

溫敷的主要目的為溫暖身體、促進血液循環等。若溫敷過程中毛巾變涼，可再次浸泡熱水，重新製作敷料。

冰敷

Cold compress

冰敷的主要目的為使身體降溫、緩解炎症等。若敷料不夠冰涼，也可在毛巾上加放保冷劑。

〈敷料製作方法〉
①準備水盆和毛巾。
②溫敷則倒入熱水，冰敷則倒入冷水，再加入 2～3 滴精油。
③在毛巾上滴入 1～2 滴精油。
④將毛巾浸溼並擰乾。

〈注意事項〉
※ 若有疼痛症狀，請先諮詢醫師。

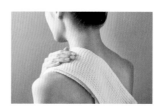

將敷料敷置於在意的身體部位。避免使用於臉部。

居家清潔

House use

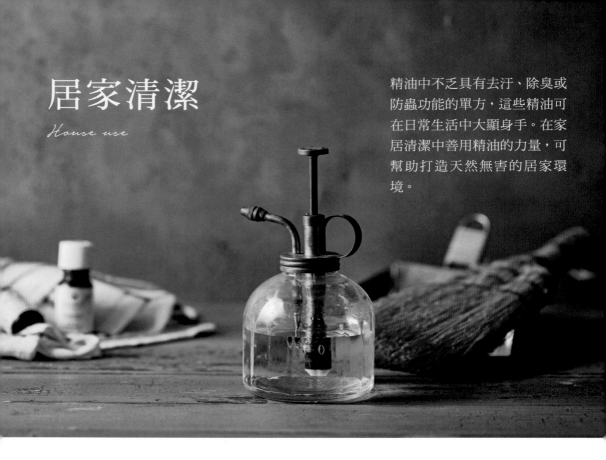

精油中不乏具有去汙、除臭或防蟲功能的單方，這些精油可在日常生活中大顯身手。在家居清潔中善用精油的力量，可幫助打造天然無害的居家環境。

清潔噴霧

Cleaning

推薦精油
甜橙／茶樹

　參考下列步驟製作清潔噴霧，可運用於擦拭清潔等家務。推薦使用具有去汙作用的柑橘類精油，或含有抗菌、殺菌作用的精油，讓打掃和除菌同步完成。

〈清潔噴霧製作方法〉

①準備噴霧容器。加入無水酒精（30ml）與20滴精油後，充分搖勻瓶身。
②加入水（30ml），再次搖勻。
③噴灑於欲清潔的區塊，再以抹布擦拭。使用前先搖勻瓶身。

〈注意事項〉

※ 視家具材質，有產生變色的可能。

擦拭清潔

Wiping

推薦精油
檸檬香茅

　擦拭前，在抹布上滴入 2 ～ 3 滴精油。推薦使用檸檬香茅等檸檬調的精油。清潔又防蟲，一舉兩得。

消臭

Air freshing

推薦精油
薄荷／檸檬

　針對垃圾桶、鞋櫃、使用後的嬰兒尿布收集袋等，可在紙巾滴上 4 ～ 6 滴精油，再置放其中即可。精油的清新香氣，可以幫助消除不愉快的氣味。

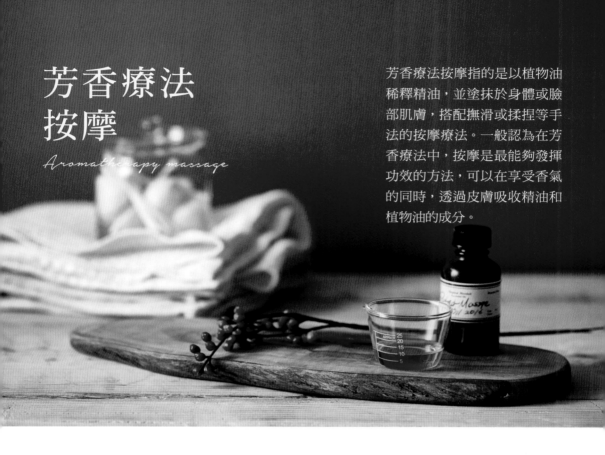

芳香療法按摩

Aromatherapy massage

芳香療法按摩指的是以植物油稀釋精油，並塗抹於身體或臉部肌膚，搭配撫滑或揉捏等手法的按摩療法。一般認為在芳香療法中，按摩是最能夠發揮功效的方法，可以在享受香氣的同時，透過皮膚吸收精油和植物油的成分。

芳療按摩的益處

- ●促進血液及淋巴循環，溫暖身體。
- ●促進堆積於體內的老舊廢物排出。
- ●排出體內的多餘體液，減輕水腫。
- ●放鬆僵硬的肌肉，幫助消解疲勞、舒緩身心緊繃。
- ●具有燃燒脂肪、預防鬆弛等美體效果。
- ●通過與按摩施作者的身體接觸，可達到療癒情緒、調解壓力等效果。

※詳參本書第86頁「芳香療法按摩的基本技巧」、第87頁「按摩配方的製作方法」。

〈注意事項〉

※ 未經稀釋的精油，請勿直接塗抹於皮膚。

※ 請使用依適當濃度（詳參第 87 頁）稀釋過的按摩油。

※ 操作前，請確認個案（被施作者）是否接受調配好的香氣。

※ 下列情況請勿自行操作芳療按摩：
身體不適或對身體狀況有疑慮者／高齡人士、身體虛弱者／嬰幼童／孕產婦／癲癇、氣喘、糖尿病、腎臟病、高血壓、心血管疾病者／有服藥習慣者／有免疫性疾病者（過敏、風溼、HIV 等）

Aromatherapy massage technique

芳香療法按摩的
基本技巧

了解芳療按摩的操作方向，有助於更深入體驗芳療效果。
按摩的關鍵在於淋巴集中的「淋巴結」部位。朝淋巴結方向撫滑或揉捏，
可促進老舊廢物排出。請參照下列插圖，以自身覺得舒適的力道施行即可。

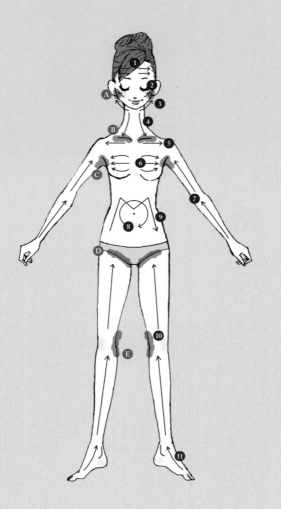

淋巴結主要集中部位
Ⓐ 耳周
Ⓑ 鎖骨
Ⓒ 腋下
Ⓓ 鼠蹊部
Ⓔ 膝蓋內側

手法操作方向
❶ 從臉部中心往外
❷ 從鼻側往耳部
❸ 從下巴下方往耳部
❹ 從下巴下方往鎖骨
❺ 從鎖骨中心往肩膀
❻ 從身體中心往腋下
❼ 從手腕往腋下
❽ 以肚臍為中心順時針方向
❾ 從腹部右下起畫M字通往腹部左下
❿ 從腳踝往大腿根部
⓫ 從腳尖往腳踝

按摩配方的
製作方法

依個人喜好或身體狀況，挑選精油後與植物油（詳參第 88 ～ 89 頁）融合，即可完成按摩配方。

〈準備道具〉

精油	攪拌棒
植物基底油	遮光瓶
玻璃量杯	標籤貼紙

〈基底油用量與精油稀釋濃度〉

30㎖	1%	6滴
30㎖	2%	12滴
30㎖	2.5%	15滴
20㎖	1%	4滴
20㎖	2%	8滴
20㎖	2.5%	10滴
10㎖	1%	2滴
10㎖	2%	4滴
10㎖	2.5%	5滴

1 滴為 0.05㎖

〈何謂稀釋濃度〉

上表所列舉的精油稀釋濃度，指的是該配方的植物油中，精油所占的含量百分比。精油的基本使用濃度，以健康成人為例，身體為2.5%，臉部為 1%。但是，根據個案的身體狀況、年齡、皮膚狀態、對香氣的感受等等，有時候也會有低於基本濃度反而更為妥當的情況。

〈使用前先進行皮膚測試〉

使用按摩配方前，建議先進行皮膚測試。將調配好的按摩油塗抹於手腕內側，靜待 24 ～ 48 小時。若發生瘙癢、紅腫等異常狀況，請用清水洗淨。

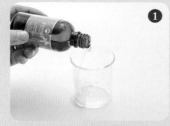

在量杯中倒入適量植物油。

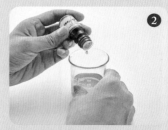

將精油加入①中。

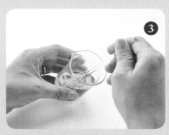

以攪拌棒混合均勻。

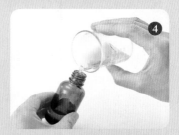

倒入遮光瓶。精油遇光易變質，建議以遮光瓶保存。

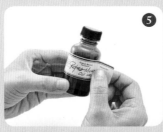

在標籤貼紙上註明用途和製作日期等資訊，貼於瓶身。

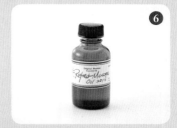

按摩配方完成。

保存期限2 ～ 3週

好入手又好上手
最適合按摩的植物基底油

凝縮了植物精華的精油原液，刺激性強，不可直接塗抹於皮膚。
因此作為按摩配方，精油必須經由植物油稀釋。
若能根據膚質或芳療目的挑選植物油，則按摩效果更佳。

橄欖油
Olive

學名	Olea europaea
植物科名	木樨科
萃取部位	果實
萃取方法	壓榨法
主要產地	西班牙、法國、義大利、日本
主要脂肪酸	油酸

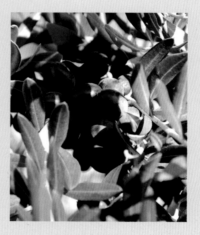

自古以來被珍視為「液體黃金」
在料理和保養方面皆有一席之地

橄欖樹在歐洲和日本小豆島等地皆有栽種。它的果實如葡萄串般密集，植物油便是由橄欖的果實萃取而來。橄欖油從紀元前就被廣泛運用於料理、美妝保養品或藥方，在古希臘更因其美麗的色澤而享有「液體黃金」的美譽，備受推崇。橄欖油含有豐富的油酸，具有優異的保濕力，可幫助肌膚保持健康狀態。

甜杏仁油
Sweet Almond

學名	Prunus dulcis
植物科名	薔薇科
萃取部位	種籽
萃取方法	壓榨法
主要產地	美國
主要脂肪酸	油酸、亞麻油酸

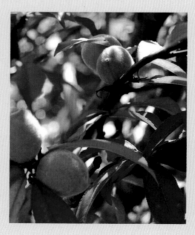

價格親民、應用廣泛
各種膚質皆適用

甜杏仁的果實成熟後，會從樹上自然掉落，植物油便是從堅硬的果核中取出種籽後萃取而來。甜杏仁樹的人工栽培已有數千年歷史，它的果實自古以來就為我們的健康和美容立下大功，是一款價格親民，也方便按摩運用的植物油。甜杏仁油保濕力優異，適合各種膚質和年齡。並且含有豐富的維生素 E，具有舒緩炎症等功效。

荷荷芭油
Jojoba

學名	*Simmondsia chinensis*
植物科名	油蠟樹科
萃取部位	種籽
萃取方法	壓榨法
主要產地	美國
主要脂肪酸	油酸

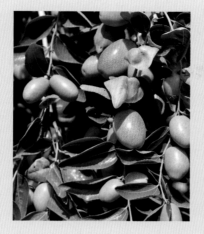

品質穩定可長期保存
液態蠟質地運用方便

　　荷荷芭是生命力強的植物，生長於沙漠地帶。雖然被稱為荷荷芭「油」，操作上也和其他植物油無異，但其實它的成分是「蠟」而非油。荷荷芭油可耐受300℃以上高溫也毫不變質，保存期限長、運用方便是其特徵。作為沙漠植物，荷荷芭油具備優異的肌膚保水力，幫助養成可抗禦紫外線和雜菌的健康肌膚。

昆士蘭堅果油
Macadamia

學名	*Macadamia ternifolia*
植物科名	山龍眼科
萃取部位	種籽
萃取方法	壓榨法
主要產地	美國
主要脂肪酸	油酸、棕櫚油酸

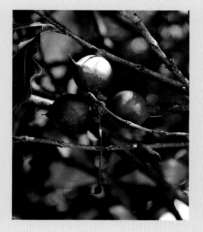

美容效果顯著的棕櫚油酸
含量高達約 20%

　　昆士蘭堅果油營養價值極高，作為食材也大受歡迎。在它的成分中，美容效果顯著的棕櫚油酸含量高達約 20%，在植物油中屬於相當高的比例。昆士蘭堅果油對皮膚的滲透度高，所以常被運用於保養品的製作。不易氧化、可長期保存也是它的一大優點。

※ 昆士蘭堅果油香氣較強，建議與橄欖油、甜杏仁油或荷荷芭油混合使用，用量約 30% 即可。

玫瑰果油
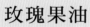

學名	*Rosa rubiginosa*
植物科名	薔薇科
萃取部位	種籽
萃取方法	壓榨法
主要產地	智利、秘魯
主要脂肪酸	α - 亞麻油酸、油酸、亞麻油酸

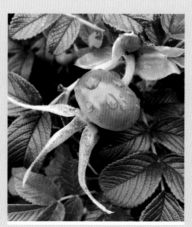

維生素 C 領軍
美容成分豐富多樣

　　玫瑰果原生於智利、秘魯等地，植物油來自它的種籽部位。乾燥的玫瑰果作為花草茶飲備受喜愛。玫瑰果油含有豐富的維生素 C，針對煩惱肌、日曬肌或熟齡肌也含有諸多保養成分，因此常被作為美容油使用。缺點是較易氧化，須盡快使用完畢。

※ 玫瑰果油香氣較強，建議與橄欖油、甜杏仁油或荷荷芭油混合使用，用量約 30% 即可。

凝香脂

Solid perfume

完成了全世界絕無僅有的獨創
調香配方，就製作成凝香脂，
把香氣帶在身邊吧。可選用小
巧的容器，方便攜帶。掌握凝
香脂的製作方法後，將材料和
精油量稍作變更，還能製成身
體護膚乳霜。

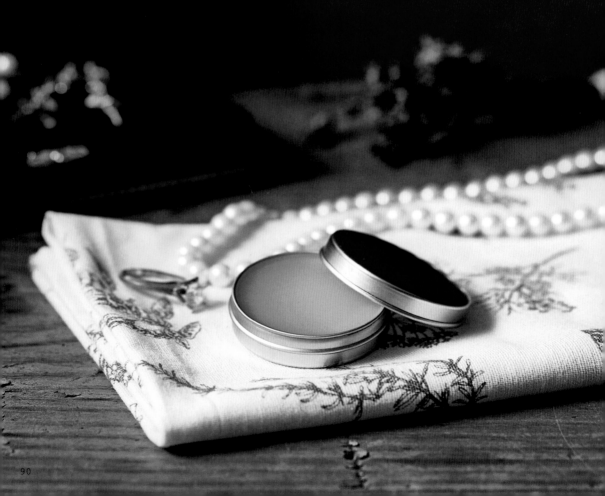

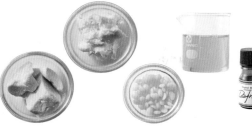

材料		道具
乳油木果脂	12g	玻璃量杯（耐熱）
可可脂	12g	鍋
蜜 蠟	5g	攪拌棒
植物油 ※	15mℓ	保存容器
精油	50 滴	

※ 推薦使用橄欖油

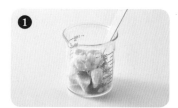

❶ 將量好的乳油木果脂、可可脂、蜜蠟等倒入玻璃量杯。

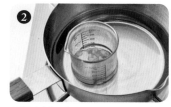

❷ 在鍋中倒入少量水煮沸後，將①放入其中隔水溶化。

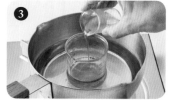

❸ 將植物油加入②中。若植物油的溫度較低，加入後易再度凝固，建議繼續隔水加熱直至材料融合均勻。

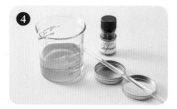

❹ 取出玻璃量杯，稍待冷卻。同時備好精油、保存容器等道具。

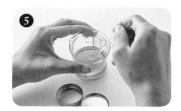

❺ 冷卻至可安全觸碰的溫度後，加入精油混合。趁液狀時添加精油，避免靜置過久而凝固。

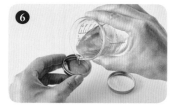

❻ 移至保存容器。

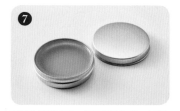

❼ 靜置待凝固後，凝香脂完成。可塗抹於耳後或手腕內側，隨時享受香氣。

保存期限 約1年

Advice

用相同步驟，可製作身體護膚乳霜

用乳油木果脂所製作的質感較軟，可可脂則較硬。凝香脂使用上需要偏硬的質感，所以配方上以上兩者各半。身體護膚乳霜則需要柔軟的質地才便於使用，因此建議獨留乳油木果脂（24g）。以本頁的配方製作時，蜜蠟（5g）與植物油（15ml）的分量可維持不變，精油減少至 22 滴即可。

淡香水

Eau de Cologne

手作香水方便將喜愛的香
氣帶在身上，隨時享受幽香
繚繞。此外，自創配方還可
依精油用量，自行調整香氣
強弱。除了使用於肌膚，也
十分推薦噴灑於身體周圍，
營造淡雅的香氛印象。

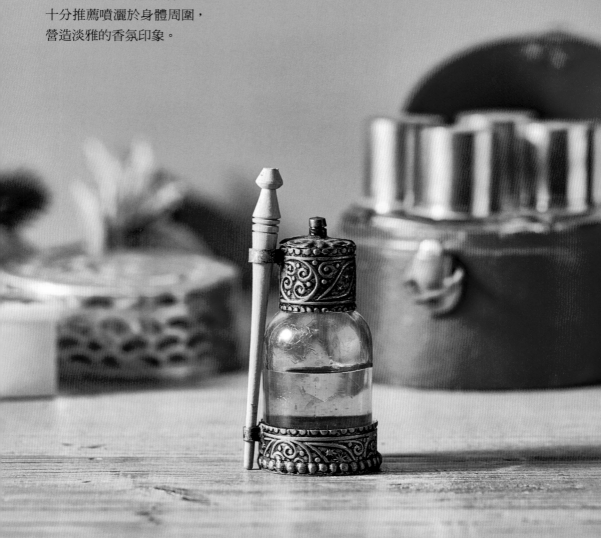

材料		道具
無水酒精※1	8ml	滴管（附刻度）※3
純水※2	1.5ml	玻璃量杯
精油	10滴	保存容器（香水噴霧瓶）

※1、※2 可在藥局購買。
※3 量杯或量勺較難以精準測量少量的液
　體，因此建議使用附有刻度的滴管。

※3

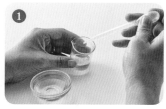

① 在量杯中倒入指定容量的純水。再
以滴管吸取無水酒精，加入量杯。

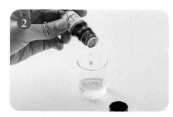

② 將精油加入①中。

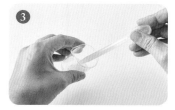

③ 用滴管吸吐精油數次，使配方混合
均勻。

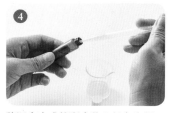

④ 將混合完成的配方移入保存容器。

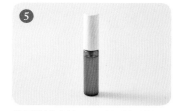

⑤ 放置陰涼處約2週，待香氣穩定後
即完成淡香水。

保存期限 約1年

Advice

配合偏好與膚質，精油用量上也有學問

一般所認知的「香水」，依精油含量的
不同，還可細分為右表所示的不同類
別。本頁介紹的配方是依據淡香水的
濃度設定精油量，實際操作時可依喜
好自行調整。若肌膚較敏感，則建議
減少精油用量。

分類	香精	淡香精	淡香水	古龍水
精油濃度	15～30%	10～15%	5～10%	2～5%
酒精度數	70～85%	80%程度	80%程度	80%程度
純水含量	0%	5～10%	10～15%	15～18%

沐浴鹽與
潔膚乳

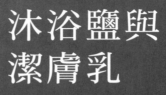

Bath salt & Cleansing

促進發汗的沐浴鹽和以平易近人的食材製成的
天然潔膚乳，兩者都只要混合素材，就能簡單完
成。一邊享受療癒香氛，一邊美肌養顏，實在是
再美不過的沐浴時光。

沐浴鹽

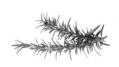

材料（1次用量）		道具
天然鹽	30g	玻璃容器等
精油	10滴	攪拌棒
喜歡的花草※	適宜	

※ 花草為任意選項，可省略。

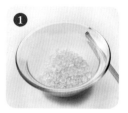

❶ 將量好的天然鹽倒入容器。

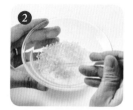

❷ 將精油加入①，攪拌均勻。

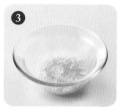

❸ 沐浴鹽完成。 保存期限 完成後立即使用完畢

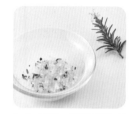

加入花草，增添視覺享受。

〈**使用方法**〉 若配方含花草，為避免造成排水管阻塞，可將沐浴鹽裝入茶包後，再放入浴湯。

潔膚乳

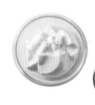

材料（1次用量）		道具
無糖優格	大茶匙1	玻璃容器等
蜂蜜	小茶匙1	小型打蛋器
檸檬汁	小茶匙1	
植物油※	小茶匙2	
精油	1滴	

※ 推薦橄欖油（小茶匙1）＋昆士蘭堅果油（小茶匙1）調和

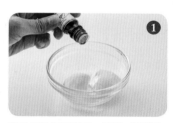

❶ 將量好的無糖優格、蜂蜜、檸檬汁、植物油、精油倒入容器。

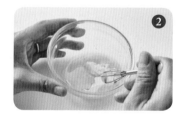

❷ 攪拌均勻。

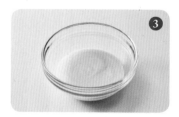

❸ 潔膚乳完成。 保存期限 完成後立即使用完畢

〈**使用方法**〉 將潔膚乳塗抹全臉，輕柔按摩後，再以溫水洗淨。本配方無法卸除防水性化妝品。

護髮精華

Hair oil

在植物油中加入精油混合均勻，護髮精華就這麼簡單。令髮梢散發淡淡精油香氣，同時帶給秀髮滋潤光澤。配方不變，若將精油變更為檸檬精油，即變身為指緣油；使用玫瑰或乳香精油，便成為臉部美容保養油。

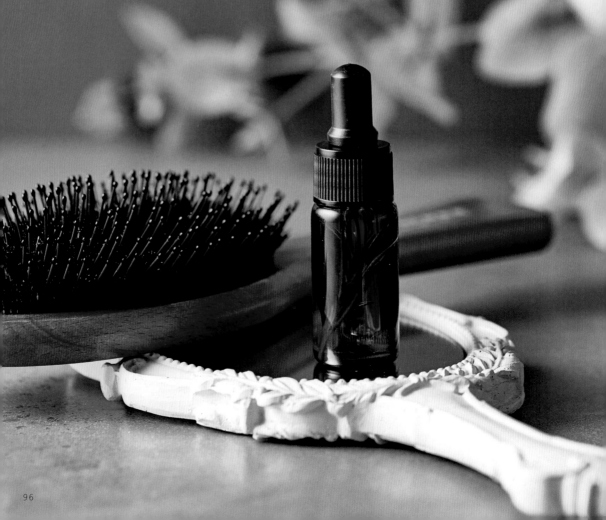

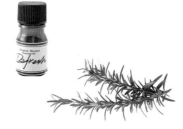

材料		道具
植物油 ※1	20ml	玻璃量杯
精油	10滴	攪拌棒
新鮮的迷迭香 ※2	適量	保存用容器

※1 推薦橄欖油（10ml）＋昆士蘭堅果油（10ml）調和
※2 新鮮迷迭香為任意選項，可省略。

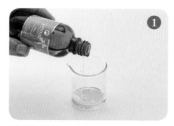

將量好的植物油倒入容器。

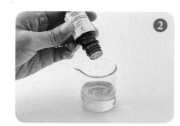

將精油加入①中。

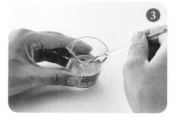

以攪拌棒混合均勻。

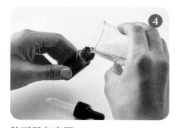

移至保存容器。

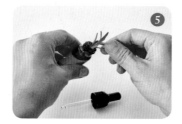

若有新鮮迷迭香，可取適量加入容器。

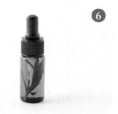

護髮精華完成。使用時取4～5滴於手心勻開，塗抹於髮梢。

保存期限 2～3週

Advice

護髮最推薦──迷迭香

護髮精華的精油配方可依喜好自行調香，但若希望加強護髮效果，則推薦迷迭香精油。推薦迷迭香（6滴）＋大西洋雪松（4滴）組合，香氣沉穩柔和。若能夠取得新鮮的迷迭香，裁剪後加入容器，將倍添清新香氣。

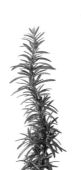
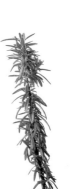
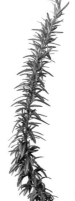

貼近生活的
香料與用途

Spice in Sri Lanka

在斯里蘭卡，香料是貼近每個人生活、不可或缺的存在。
無論是在種植的田地還是市場中，都能帶給我各式各樣的靈感。

在斯里蘭卡菜市
場上販售的薑和檸
檬，在當地幾乎是
固定的搭配組合。

用巧妙的搭配，讓三餐咖哩餐餐精彩

人生初訪斯里蘭卡，是在兒子出生的半年後。久違的農家訪問，猶記得當時的心情分外激動。拜訪農場對我來說就是這麼令人期待的一件事。和印度一樣同屬香料王國的斯里蘭卡，一日三餐，餐餐不離咖哩。當然，和日式咖哩有著天壤之別，斯里蘭卡的咖哩在風味、食材乃至搭配的米飯種類，每餐都截然不同，所以完全不會有吃膩的時候。正是這樣的經歷，激發了我對香料類精油的各種調配靈感。我時常把「料理和調香是相似相通的」掛在嘴邊，當時的經歷，便是對這一觀點的親身體會。

令人驚豔的豆蔻葉與薑花

在斯里蘭卡，傳統自然療法的阿育吠陀作為醫療手法由來已久，阿育吠陀藥草的效用和價值一直以來都獲得高度肯定。檸檬香茅、香茅、丁香、豆蔻、薑、黑胡椒、肉桂等香料在斯里蘭卡皆有栽種，對當地居民而言是十分平易近人的存在。其中最令我印象深刻的，是第一次看到豆蔻葉與薑花。從來只見過料理中使用的豆蔻果實和薑的根塊（也就是生薑），農地裡衝破土壤的花朵和葉子，還是第一次親眼目睹。這番經驗於我彌足珍貴。

薑配檸檬，菜市場的日常風景

剛剛挖掘出土的薑塊，在手中掰成兩截的瞬間，令我嘖嘖稱奇。新鮮的檸檬調香氣，彷彿瞬間傾瀉而出。那是一種和日常料理所使用的生薑截然不同，反而比較類似檸檬的香氣，暢快、通透感撲鼻而來。同時在斯里蘭卡的菜市場，處處可見攤販在薑旁邊擺放檸檬。料理、飲品、甜點……當地人在任何場景都愛用薑來搭配檸檬的飲食文化，由此可見一斑。當然，薑與檸檬在精油調香學中也是極佳組合，這一點更是不言而喻。

香料類和柑橘類是天作之合

不僅局限於薑和檸檬，不論在料理領域還是在精油調香領域，香料類和柑橘類都是天作之合。包含咖哩在內，在斯里蘭卡品嘗到的各種料理，都帶給我諸多靈感，直至今日，我仍時常一邊追溯著這段回憶，一邊執行調香創作。不只是斯里蘭卡，在異國他鄉品嘗的料理，常常帶給我們嶄新的發現。從農田新鮮現採的植物所散發的香氣，總能刷新我們對精油先入為主的觀念和成見，激發出全新的靈感。像這樣訪問海外農家，除了親眼觀察栽培狀況，也確實教給我許多意料之外的感受。

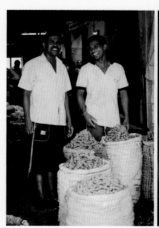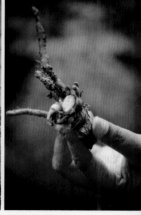

左：在菜市場與當地居民交談，也是我的靈感來源。
右：新鮮出土的薑塊，散發著清新檸檬香。

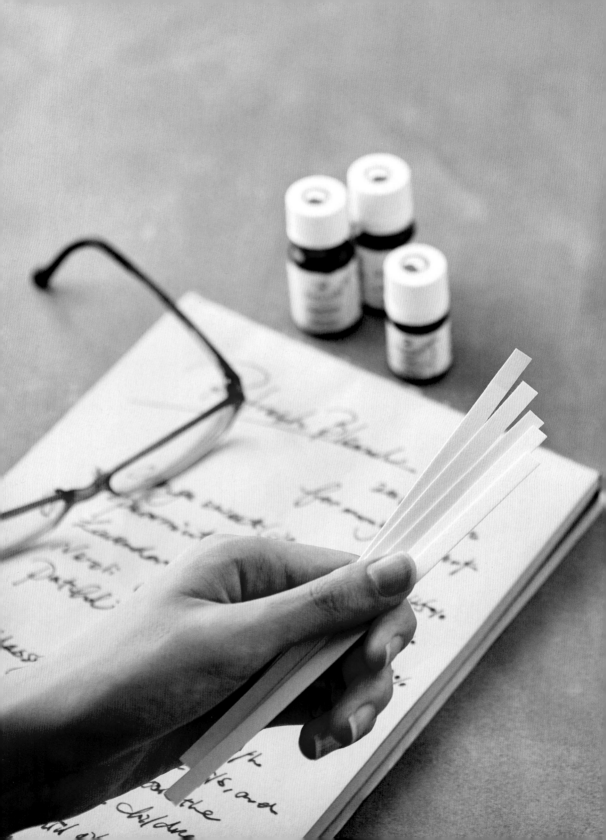

Chapter. 4

實用調香配方

Blend recipes

本章介紹的調香配方，
均是依生活情境、用途目的、身心狀態等主題創作。
配方全數為筆者為本書撰寫的全新獨家調香配方。
讀者在參考過程中或許還會產生
「原來這兩支精油可以這樣搭！？」等驚奇發現。
願這股意料之外，可以成為你愈發愛上調香的契機。
精油調香的可能性是無窮的。
參考本章配方，放膽去探索吧。

※各調香配方的推薦使用方法，均以下列圖示標示於本文中。

| 薰香 | 芳香浴
局部浴 | 嗅吸 | 敷療 | 按摩 | 香水
淡香水 |

放鬆身心配方

忙忙碌碌、和時間賽跑的日子，回到家也總是難以鬆懈……。
就借助天然香氣的力量，切換到另一個節奏吧。
呼吸著溫柔包覆般的香氣，讓緊繃的身心緩緩放鬆。

GREEN	FRESH
溫柔的綠葉調 伴隨著清甜和穩的調香配方	在清新暢快之中 不忘甘甜和溫暖的調香配方

Recipe

		GREEN				FRESH	
	T	佛手柑	30%		T	甜橙	40%
	T	紅橘	20%		TM	綠薄荷	10%
	MB	橙花	20%		M	真正薰衣草	30%
	B	檀香	30%		B	大西洋雪松	20%

佛手柑與橙花是保持心情平穩的最佳拍檔。佛手柑的魅力在於綠葉清新感，加入紅橘則增添了一分溫柔甜美。檀香深沉而溫暖的芬芳能讓心情沉靜下來，創造出悠然慢活空間。

甜橙的新鮮酸甜，綠薄荷略帶苦澀卻暢快的清甜，兩種甜香交織出絕妙的香韻。再加上薰衣草的芳醇與大西洋雪松悠遠的木質香，悄然溫暖心田。

點亮心情配方

Revitalization

總有心情沮喪，邁不開腳步的時候，
就用柑橘類的清新香氣切換心情吧。
溫柔的後調，將成為你再次昂首前進的推助力。

PEACEFUL	SPICY
暢快與俐落之中 兼備安心感的調香配方	辛香刺激與甜美並存 為能量充電的調香配方

Recipe

T	檸檬	50%
TM	胡椒薄荷	15%
TM MB	乳香	35%

Recipe

T	甜橙	50%
TM	豆蔻	10%
TM M	月桂	10%
B	大西洋雪松	30%

檸檬犀利又醒腦的酸味，搭配胡椒薄荷青翠的澀味，交織出清新暢快印象。乳香的加入，增添了一分和穩的溫柔與舒適。令人在不知不覺間，呼吸變緩變深，憂鬱的陰霾也煙消雲散。

甜橙兼具暢快和安心感的甘甜，與豆蔻辛辣有刺激感的辛甜，二者完美融合。再加入月桂如擁抱般的溫柔、大西洋雪松幽深而令人懷念的氣息，為心中漸漸填滿能量。

一夜好眠配方

A good night rest

過度的勞累導致身心緊繃，輾轉難眠。
這時候就用帶甜味的香調，舒緩緊繃的身心吧。
透過對香氣的感知，讓呼吸變深變慢，自然一夜好眠。

SOFT
**彷彿柔軟包覆的擁抱
溫柔而沉穩的調香配方**

Recipe

	T	佛手柑	40%
	M	真正薰衣草	35%
	TM MB	乳香	25%

佛手柑惹人喜愛的青綠香氣，融合薰衣草的甜香，營造出溫柔的空間，包覆著身心。乳香的加入，使心情沉澱平穩。此配方幫助醞釀安心釋然的情緒，引人入夢。

WARM
**在清新背後潛藏著
溫暖與安心感的調香配方**

Recipe

	T	甜橙	50%
	TM	茶樹	20%
	B	檀香	30%

甜橙的甜美，融合茶樹澄淨翠綠的清新感，令人忍不住深深呼吸。加上檀香深沉的木質香氣，整體營造出溫柔的氛圍，帶你進入安穩舒眠。

清爽晨曦配方

一日之計在於晨，以清爽的早晨開啟充實的一天吧
柑橘類與藥草調的清新香氛，是最佳助力。
運用清新中帶著個性的精油，發揮香氣魅力。

CLEAR

苦味和新綠暢快感
令心情明快的調香配方

Recipe

	T	檸檬	30%
	T	葡萄柚	20%
	TM	桉油醇迷迭香	30%
	B	大西洋雪松	20%

檸檬俐落的柑橘香，搭配葡萄柚亦澀亦酸的暢快感。再加上迷迭香鬱鬱蔥蔥的綠色香調，融合出醒腦提神的清涼芬芳。後調的大西洋雪松，為整體賦予了安定感。此配方是讓一整天都神清氣爽的最佳應援。

SHARP

清新俐落的暢快感中
還能感受到溫柔的調香配方

Recipe

	T	檸檬	30%
	T	甜橙	20%
	TM	胡椒薄荷	30%
	B	廣藿香	20%

檸檬暢快而犀利的清新，遇上甜橙回甘而溫柔的清新，以及胡椒薄荷青綠澄淨的清新。三種個性迥異的清新派精油，因為有了廣藿香的加入，揉合出平衡交融的舒適香氣。

穩定情緒配方

煩躁難安、情緒低落、怒火中燒、精神緊繃，
情緒的搖擺不定會帶給身心莫大的壓力。
推薦以溫柔的甜香調和木質調，找回屹立不搖的內心。

PEACEFUL

芳醇與甜美兼具，在不經意間
深入人心的調香配方

Recipe

	T	甜橙	40%
	T	紅橘	15%
	M	羅馬洋甘菊	5%
	B	檀香	40%

甜橙和紅橘所持有的溫柔派甜美，加入羅馬洋甘菊的奢華派甜美，融合出頗具深度的芳醇和柔美。最後，檀香如暈染般在心中悄然延展的木質甜香，為聞香人注入安心感。

SWEET

一絲清新綠葉調
融合安穩木質調的調香配方

Recipe

	T	佛手柑	30%
	T	紅橘	30%
	MB	橙花	15%
	B	廣藿香	25%

佛手柑和紅橘的青澀酸甜，伴隨橙花幽邃而圓潤的溫柔氣息，創造出擁抱一切的香氛印象。隨後，廣藿香乾燥調的澀味與深度，帶來腳踏實地的安心感。

集中精神配方

Focus

香氣可以是切換心情模式的開關。
開啟工作或學習模式時，推薦帶酸味或清新調精油。
可令心情煥然一新，大幅提升專注力。

BREATHE

讓頭腦明晰
幫助深呼吸的調香配方

Recipe

	T	檸檬	40%
	TM	茶樹	20%
	TM	桉油醇迷迭香	20%
	TM MB	乳香	20%

檸檬與茶樹交織而成的青澀酸味，令人神清氣爽，頭腦明晰。承接其後的是迷迭香的微澀綠葉香，以及乳香的和穩香氣，此配方能幫助促進深呼吸、提升專注力。

REFRESH

清新與柔美甜香
使思緒明朗的調香配方

Recipe

	T	檸檬	60%
	TM	胡椒薄荷	5%
	TM	檸檬香茅	5%
	B	大西洋雪松	30%

檸檬個性鮮明的酸味，胡椒薄荷的暢快新綠，加上檸檬香茅的清新微甘。三種精油融合出剛中帶柔、恰如其分的刺激感。最後綴以大西洋雪松悠遠的清甜，完成澄淨而溫柔的香氣印象。

溝通順暢配方

暢通無阻的溝通，需要的是沉著冷靜和適當的積極。
讓香氣幫助你傾耳聆聽對方的話語，
並以溫柔的微笑和言語開啟話題。

CALM

使心情沉靜平和
讓你鼓起勇氣的調香配方

Recipe

	T	佛手柑	60%
	TM MB	乳香	40%

佛手柑具有穩定的清新感、柔美的清甜感及綠色氣息，幫助找回心靈的沉靜與放鬆。乳香的中性香調，為內心帶來充裕信心。此配方宛如溫柔有力的大手，在身後推動鼓勵你踏出與人交談的第一步。

CALM

促進深呼吸
幫助整理情緒的調香配方

Recipe

	T	甜橙	70%
	TM	澳洲尤加利	10%
	MB	橙花	20%

甜橙與澳洲尤加利的結合，衍生出苦澀、清新、甜美三者的完美平衡，使人舒適自在。橙花華美而又如溫柔包覆般的甘醇，能帶來安心與沉穩，促進溝通和交流。

春宵苦短配方

Add a little romance

和重要的人共度浪漫之夜，
不需要特別的演出，憑香氣就能營造親密氛圍。
就用稍許刺激的魅惑香調，讓這個夜晚更加迷人吧。

SWEET

舒暢感與豐郁甘醇
使人沉醉的調香配方

Recipe

T	甜橙	60%
TM	綠薄荷	10%
MB	依蘭	5%
B	大西洋雪松	25%

甜橙的舒暢，綠薄荷的青澀微甘，佐以依蘭的芳醇。三者交融出恰如其分的刺激，觸動聞香人的感官。再加入大西洋雪松的深邃甜蜜氣息，令感情持久升溫。

GLAMOROUS

奢華嫵媚之中
帶來安心穩定的調香配方

Recipe

T	甜橙	40%
T	紅橘	20%
MB	奧圖玫瑰	5%
B	廣藿香	10%
B	檀香	25%

甜橙和紅橘的清新甜美與安心感，融合奧圖玫瑰的芳醇甘美，營造出奢華而嫵媚的印象。廣藿香的乾燥調香氣與檀香的懷念氣息，帶來時光回溯般的靜好與安穩。

瑜珈冥想配方

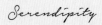

做瑜珈或冥想時，本頁配方有助於摒除腦中雜念，
引導思想集中在「當下」的「自我」。
莫名缺乏踏實感時，這兩款也是有效幫助心情沉澱的配方。

CENTERING

促進深呼吸
引導思緒回歸自我的調香配方

Recipe

	T	甜橙	50%
	TM	澳洲尤加利	20%
	B	檀香	30%

澳洲尤加利的綠色清新和甜橙的新鮮酸甜，
融合出沁心怡人的平衡香氛。檀香的深沉甘
美，為空間注入溫柔氣息。此配方可促進深
呼吸，引導內心拂去雜念，心無旁鶩。

CONCENTRATION

拂拭雜念
令意識集中在自省的調香配方

Recipe

	T	檸檬	30%
	T	葡萄柚	20%
	TM	綠薄荷	20%
	B	大西洋雪松	30%

葡萄柚的苦味和酸味融合綠薄荷的甜美暢
快，能幫助提升專注力。大西洋雪松的深邃
甜美成為香調主軸，引導出緩緩沉靜的香
氣。特別推薦給冥想時，或需要面對自我、
靜思內省時使用。

淡定寶寶配方

Calm down kids

樂不思蜀的歡樂時光之後，總是久久不能平靜……。
就算是大人也難免有這種時候。就借用香氣的力量，
鎮靜情緒、沉澱心情，回歸平常心。

SWEET	FRESH
以溫柔甜美芬芳 緩緩包覆的調香配方	**以清新柔和香氛 找回自己的調香配方**

Recipe

T	甜橙		50%
M	真正薰衣草		30%
B	檀香		20%

Recipe

T	葡萄柚		60%
TM	胡椒薄荷		5%
TM MB	乳香		35%

甜橙的溫柔清新和薰衣草親密擁抱般的柔和甜美，是最受孩童喜愛的兩款精油，加上使人沉澱的檀香，令空間充滿溫暖和煦氛圍。置身其中，自然可平復孩子的過度興奮。

葡萄柚的酸澀與清新感，胡椒薄荷的俐落新綠香氣，這兩種精油的調和，將帶來茅塞頓開般的敏銳，幫助情緒回到現實。最後，乳香中性的甜味，賦予安心感。

空氣淨化配方

Clear the air

菸味、毛小孩的異味、梅雨時節的沉悶溼氣……。
放任這些氣味在室內蔓延，心情自然無法放鬆。
就運用綠葉調或香料類精油，讓空氣恢復清新吧。

CLEAR
讓怡人香甜
幫助呼吸順暢的調香配方

Recipe

	T	檸檬	55%
	TM	胡椒薄荷	10%
	TM	丁香	5%
	B	大西洋雪松	30%

先是檸檬和胡椒薄荷明晰而青澀的醒腦香氣，然後是丁香的苦味和辛香。這是一款殺菌力強、淨化空氣的配方。大西洋雪松的深邃甜美，可緩和其他精油的刺激感，完成柔和氛圍。

SPICY
香料類的辛甜與木質香
創造協調空間的調香配方

Recipe

	T	甜橙	55%
	TM	肉桂葉	5%
	TM	豆蔻	15%
	B	廣藿香	25%

甜橙的酸甜與溫和清新、豆蔻和肉桂葉的誘人辛香和甘甜、廣藿香那令人聯想到大地深泥的安心感。獨具個性的香氣組合而成的配方，將沉悶的空氣一掃而空，變身舒適空間。

蟲蟲危機配方

Bug off

在意驅蟲問題，卻難以接受市售殺蟲劑的化學氣味。
這時候便是檸檬或檸檬香茅大顯身手的好時機。
製作天然芳香噴霧（詳參第78頁），輕鬆對抗蟲蟲危機。

LEMON & BITTER	LEMON & SWEET
檸檬調的暢快與苦澀 營造清新空間的調香配方	檸檬調香氣與乾淨甜香調 完美融合的調香配方

Recipe

	T	檸檬	50%
	TM	檸檬香茅	20%
	B	廣藿香	30%

Recipe

	TM	檸檬香茅	25%
	TM	茶樹	35%
	B	檀香	40%

檸檬的暢快，與檸檬香茅的舒爽清甜相乘，令清新度倍增。加上廣藿香深厚而乾燥調的溫柔，更添安心。此配方不僅適用於防蟲，也很推薦使用於客廳讓空氣清新。

檸檬香茅微甜的檸檬調香氣，融合茶樹的青澀微甘，營造出乾淨清爽的空間。隨之而來的深沉檀香，悄然包覆空間整體，讓香氣持久留存。這是一款清新中夾帶著沉穩的大人味配方。

賓至如歸配方

就用令人放鬆的滿室馨香，表達誠摯歡迎客人的心情吧！
賓客也一定能感受到主人的用心而為之驚喜。
從香氣開啟談笑風生的時光，賓主盡歡。

FRESH	GREEN
低調清新之中 感受溫暖的調香配方	綠葉的溫柔微甘之中 帶著沉穩的調香配方

Recipe

	T	葡萄柚	50%
	M	甜馬鬱蘭	20%
	M	苦橙葉	15%
	B	大西洋雪松	15%

Recipe

	T	甜橙	60%
	M	沉香醇百里香	20%
	B	檀香	20%

甜馬鬱蘭與苦橙葉的搭配，創造出如沐森林的氛圍。調和葡萄柚的微澀暢快感與大西洋雪松的和穩，散發低調的溫柔氣息。這是一款不論男女老幼，廣受喜愛的配方。

沉香醇百里香溫雅柔和的綠色香調，融入檀香的深邃甘醇，共譜出寧靜和穩的香氣。甜橙溫和的酸甜與清新，將為空間增添明快輕盈。

歡喜同慶配方

洋溢著幸福和歡樂的生日派對或婚禮會場，
不如運用香氣的演出，為歡慶氣氛錦上添花。
甜蜜舒心的香氣，讓參與的每一個人都其樂融融，皆大歡喜。

ELEGANT

演出華麗高雅印象
洋溢幸福的調香配方

Recipe

	T	甜橙	70%
	TM	綠薄荷	25%
	MB	小花茉莉	5%

小花茉莉華美濃郁的甘醇香氣，與甜橙的酸甜清新感，加上綠薄荷通透澄淨的香氣，三者攜手演出靜好而溫暖的幸福空間。此配方十分推薦於婚禮會場上使用。

LOVELY

恰如其分的甜香
帶來安然又愉悅的調香配方

Recipe

	T	甜橙	50%
	TM	澳洲尤加利	20%
	MB	橙花	10%
	B	檀香	20%

橙花的可愛清甜與檀香的深邃甘醇，是此配方的主軸。再加入甜橙的清新甜美與澳洲尤加利的澄淨清澈，打造出安然愉悅的空間。是一款適合各種聚會場景的萬用配方。

感性四季配方

Four seasons

以香氣呈現季節變化，正是精油調香學的魅力所在。
什麼組合、如何呈現，全憑己意。盡情揮灑調香人的個性吧。
讓家中滿室馨香，開啟日日充實的時光。

SPRING BREEZE

嫩芽與春風的想像
帶來溫柔春日的調香配方

Recipe

	T	甜橙	60%
	TM	綠薄荷	5%
	M	羅馬洋甘菊	5%
	B	檀香	30%

羅馬洋甘菊如溫柔擁抱般的花香，結合甜橙的清爽、綠薄荷的青澀微甘，完成溫柔印象香氣。檀香的深邃芬芳，悄然支撐起配方整體的柔美平衡，並使之持久。

FRESH GREEN

新綠的強韌與清新
刻畫出夏日印象的調香配方

Recipe

	T	葡萄柚	50%
	TM	桉油醇迷迭香	15%
	TM	胡椒薄荷	5%
	TM MB	乳香	30%

葡萄柚的酸澀，與迷迭香和胡椒薄荷的俐落青澀香氣調和，散發出綠意盎然的能量。乳香中性而柔和的香氣，完美調整配方整體的平衡。

染上楓紅的景色
呈現溫馨秋日的調香配方

Recipe

	T	佛手柑	45%
	M	真正薰衣草	25%
	TM M	月桂	5%
	B	廣藿香	25%

佛手柑青綠而獨具深度的清新感，融合薰衣草與月桂的溫潤甘美，令人浮想紅葉層林盡染的深秋。加上廣藿香乾燥而深沉的香氣，如擁抱般溫暖人心。

WARM

辛香的溫暖與溫柔
打造療癒冬日的調香配方

Recipe

	T	紅橘	55%
	TM	豆蔻	15%
	MB	奧圖玫瑰	5%
	B	大西洋雪松	25%

豆蔻的辛甜香氣，紅橘的清新，奧圖玫瑰的奢華濃郁，然後是大西洋雪松的幽深甘甜，四種精油以絕佳比例調和，完成柔和有溫度的香氣。最適合冬日驅寒，療癒身心時使用。

禪意和風配方

ZEN

日式茶會、花道發表、或是迎接外賓時。
希望凸顯「和」之情懷的時刻，就運用日本國產精油吧。
一點懷念一絲鄉愁的和風香氣，將為內心注入安穩祥和。

WOODY

令人懷念的溫柔香氛
賦予內心平和的調香配方

Recipe

	T	甜橙	45%
	TM	綠薄荷	15%
	M	真正薰衣草	20%
	B	青森檜葉	20%

甜橙與綠薄荷，清新之中帶有甘甜，薰衣草的柔美，加上青森檜葉的蔥鬱木質香，調和出溫柔印象。不僅穩定身心，此配方的懷念氣息，彷彿還能打開情緒的鬱結。

CALM

清晰感和酸味
帶來深度安心感的調香配方

Recipe

	T	柚子	45%
	TM	薑	10%
	TM	穗花薰衣草	15%
	B	廣藿香	20%
	B	檀香	10%

柚子和薑新鮮欲滴的辛香，與穗花薰衣草的溫和清新十分合拍。加上廣藿香的深遠，及檀香使人沉靜的甘醇，能為身心帶來放鬆與安寧。

呼吸順暢配方

Hay fever

花粉症的代表症狀——鼻塞。
呼吸不順往往造成思緒混沌，讓工作和學習都欲振乏力。
推薦兩款針對呼吸系統，帶來舒心暢快感的調香配方。

SHARP	FRESH
暢快俐落 疏通鼻腔的調香配方	**溫和舒爽** 助援呼吸的調香配方

Recipe

T	檸檬	50%
TM	澳洲尤加利	30%
TM	胡椒薄荷	10%
B	大西洋雪松	10%

Recipe

T	檸檬	50%
TM	茶樹	30%
TM MB	乳香	20%

鼻塞時最推薦的配方。檸檬具穿透力的清新感，澳洲尤加利的青澀暢快，胡椒薄荷俐落的青綠藥草香，全都融為一體，幫助疏通鼻腔，促進順暢呼吸。

同是鼻塞舒緩配方，但較左邊的配方香氣更為柔和。茶樹的溫和清爽印象與檸檬的通透清新感，加上乳香的沉靜香氣，交織出溫柔的空間，促進呼吸暢通。

感冒預防配方

Flu resistance

感冒是由病毒感染所引起的症狀之一。
因此增強免疫力、養成戰勝病毒的強健體魄是關鍵的第一步。
同時運用精油的殺菌功效，打造病毒難以蔓延的衛生環境。

SUPPORT

針對身心疲累所引起的
免疫力下降的調香配方

Recipe

T	佛手柑		40%
TM	胡椒薄荷		10%
M	真正薰衣草		35%
TM MB	乳香		15%

佛手柑的深邃青綠香氣，包覆起胡椒薄荷的犀利，揉合出溫柔印象。薰衣草和乳香放鬆效果顯著，保持平衡，成為香氣主軸。此配方針對因身心疲累而削弱的免疫力，具有提升效果。

PROTECT

預防外界感染入侵
抗菌、殺菌的調香配方

Recipe

T	甜橙		50%
TM	茶樹		30%
M	羅勒		5%
B	大西洋雪松		15%

此配方針對預防感染，集結了具抗菌和殺菌作用的精油。甜橙的酸甜清新，茶樹和羅勒的蔥鬱明晰，佐以大西洋雪松的幽香來調和整體平衡，完成柔和的香氣印象。

頭痛舒緩配方

Headache relief

頭痛常常是由身心緊繃或精神疲憊衍生而來。
運用精油的鎮痛、鎮靜、抗痙攣等作用，
來放鬆身心，幫助全方位舒緩症狀。

FRESH
恰如其分的清爽
能舒緩疼痛的調香配方

Recipe

	T	葡萄柚	50%
	TM	桉油醇迷迭香	10%
	TM MB	乳香	40%

葡萄柚的苦中帶甘結合迷迭香的俐落。隨即，乳香的溫和柔軟成為香氣主軸，將情緒導向安定沉穩。此配方發揮精油的鎮靜及抗痙攣作用，緩和頭痛的同時，也幫助身心放鬆。

CALM
感受清甜的同時
幫助鎮靜的調香配方

Recipe

	T	甜橙	50%
	M	真正薰衣草	20%
	B	檀香	30%

甜橙的新鮮酸甜，薰衣草的溫柔花香，檀香的深沉氣息，三者調和，賦予身心穩定的效果。薰衣草和檀香具鎮痛作用，除頭痛之外也適用於各種疼痛。

女性平衡調理配方

Women's balance

女性朋友的共同煩惱——生理痛、PMS（經前症候群）與更年期。
主要緣自女性荷爾蒙的紊亂，由壓力引起的自律神經失調也是常見原因之一，
因此，女性朋友們別忘記經常呵護自己，兼顧身和心。

SWEET

感受清新與深邃甘甜
針對PMS的調香配方

Recipe

	T	甜橙	35%
	T	佛手柑	20%
	M	快樂鼠尾草	15%
	B	檀香	30%

PMS 指的是生理期前 2 ～ 10 天的各種身心
不適。甜橙和佛手柑的香甜、快樂鼠尾草
的舒適綠葉香、檀香的沉穩，能全方位作用
於不安定的身心，幫助鎮定，緩解 PMS 症
狀。

SOFT

減少經前肌膚問題
令心情愉悅的調香配方

Recipe

	T	甜橙	50%
	M	甜馬鬱蘭	15%
	M	苦橙葉	15%
	MB	橙花	20%

PMS 常常伴隨肌膚煩惱。甜橙的清新感，苦
橙葉的綠葉調清香，橙花的溫柔，加上甜馬
鬱蘭的溫暖，調和出令人舒心的清甜感，此
配方能幫助調理荷爾蒙平衡，穩定肌膚。

		WORM				DEEP	

WORM

柔和的香甜與溫暖
能緩和生理痛的調香配方

Recipe

	T	甜橙	30%
	T	紅橘	20%
	T MB	絲柏	20%
	M	真正薰衣草	30%

甜橙和紅橘的清新酸甜，絲柏的木質乾燥酸味，融合薰衣草的微甜花香，全面舒緩身心不適感。此配方的精油皆含抗痙攣作用，最適合用以緩解生理痛。

DEEP

發揮深度與包容
適合更年期的調香配方

Recipe

	T	甜橙	55%
	TM	杜松漿果	15%
	MB	奧圖玫瑰	5%
	B	廣藿香	25%

杜松漿果的酸香與奧圖玫瑰的甘醇，甜橙的清新溫柔與廣藿香的沉穩，此配方能全方位療癒煩躁不安、憂鬱、熱潮紅、水腫等更年期的身心煩惱。從調整呼吸開始，逐步改善身心平衡。

時差不適舒緩配方

Jet lag

睡眠時間輾轉難眠，活動時間卻昏昏欲睡……。
時差不適持續之下，難得的出遊也品質減半。
此時推薦運用清爽派香氣來提神醒腦，對抗睡魔。

CLEAR
以溫潤的苦味與暢快感
讓意識清醒的調香配方

FRESH
運用清新香氣
使頭腦明晰的調香配方

Recipe

	T	葡萄柚	55%
	TM	桉油醇迷迭香	30%
	M	羅勒	5%
	B	大西洋雪松	10%

Recipe

	T	檸檬	50%
	TM	檸檬香茅	5%
	TM	茶樹	35%
	B	廣藿香	10%

葡萄柚的苦澀與暢快感、迷迭香的青綠和
羅勒的溫和刺激，都在大西洋雪松的領軍之
下，喚醒意識，使之保持清醒。擬好了行程
卻因愛睏而興致缺缺時，記得試試此配方。

檸檬的犀利明晰、檸檬香茅的清甜檸檬香、
茶樹的翠綠澄淨香氣，再加入廣藿香調和整
體平衡。此配方恰如其分的刺激感，可以幫
助活絡體內循環，提神醒腦。

消化不良紓解配方

Anti-nausea

消化器官的不適，最推薦活絡腸胃功能的柑橘類或香料類精油。
可先利用芳香浴法進行沐浴，穩定身心。
反胃想吐時，單純嗅吸胡椒薄荷也能有所舒緩。

SPICY	BITTER
運用甘甜和辛香 促進腸胃蠕動的調香配方	以苦味和暢快感 支援消化功能的調香配方

Recipe

T	甜橙	50%
TM	綠薄荷	5%
TM	豆蔻	15%
B	廣藿香	30%

Recipe

T	檸檬	50%
TM	胡椒薄荷	5%
TM	薑	10%
B	大西洋雪松	35%

甜橙、綠薄荷、豆蔻的甘甜與辛香融合，帶來舒適的刺激感與舒爽。加上廣藿香的深邃和溫暖，可幫助安定呼吸、促進消化。是一款能放慢心情，穩定情緒的配方。

胡椒薄荷青翠俐落的香氣帶來刺激，檸檬與薑的組合賦予新鮮辛辣的暢快感。再加入大西洋雪松的幽甜，引導緩慢呼吸，有利消化與循環。

汗臭退散配方

Stay fresh

在意流汗後的氣味，卻不想依賴化學合成的止汗劑或爽身噴霧。
針對這樣的需求，不如試試本頁配方，
製成淡香水（詳參第92頁）善加運用。

SOFT

兼具柔軟與深度
清爽型調香配方

Recipe

TM 檸檬香茅		35%
TM 澳洲尤加利		25%
TM 肉桂葉		10%
B 檀香		30%

甘甜的檸檬香茅、辛香的肉桂葉和清爽的
澳洲尤加利，三者平衡交融，調和出柔軟香
氣。厚實印象的檀香，帶來沉穩平和。是一
款清爽之中帶有深度的配方。

GREEN

青澀綠香頗具魅力
暢快型調香配方

Recipe

T 檸檬		40%
TM 茶樹		20%
M 真正薰衣草		30%
B 廣藿香		10%

清新檸檬與澄淨茶樹，共組清爽俐落組合。
薰衣草的甜美花香，營造乾淨印象，廣藿香
則具有除臭作用。此配方香氣暢快，推薦想
轉換心情、洗滌情緒時使用。

新陳代謝提升配方

Go with the flow

代謝低落容易造成體內多餘體液及老舊廢物的囤積，
引起水腫或肌膚困擾，進而對健康和美容產生不良影響。
推薦運用具激勵作用的精油，刺激體內循環，培養氣血暢通的體質。

FRESH	SPICY
清爽而又溫暖 促進循環的調香配方	香料的辛香甘甜 能溫暖身體核心的調香配方

Recipe

T	檸檬	50%
TM	桉油醇迷迭香	20%
M	甜馬鬱蘭	10%
TM MB	乳香	20%

Recipe

T	甜橙	50%
TM	豆蔻	10%
TM	黑胡椒	15%
B	廣藿香	25%

檸檬、迷迭香均具有顯著的循環促進作用。
極富清新感的這兩款精油，融合可保持身心
平衡、溫柔回甘的甜馬鬱蘭，再加入乳香溫
柔而堅毅的香氣，此配方可調整呼吸，為身
體深處注入溫暖。

豆蔻和黑胡椒這組辛香拍檔，可賦予身心洽
到好處的刺激，並與甜橙的清甜香氣構成完
美平衡。再加上廣藿香賦予安定感的深邃
香氣，此配方可溫暖身體核心，促進體內循
環。

免疫力提升配方

Boost your immunity

免疫力是健康體魄的原動力,幫助打造百病不侵的身體。
想要提升免疫力,關鍵就在調理身心平衡、保持良好的體內循環。
而精油的各種力量,都能成為助益。

WORM	FRESH
甘甜中帶著溫暖 感受深度包容力的調香配方	促進呼吸和血液循環 通體舒暢的調香配方

Recipe

	T	佛手柑	20%
	T	甜橙	30%
	TM	茶樹	25%
	M	真正薰衣草	20%
	B	岩蘭草	5%

Recipe

	T	檸檬	30%
	T	葡萄柚	20%
	TM	胡椒薄荷	5%
	TM	澳洲尤加利	20%
	B	大西洋雪松	25%

佛手柑和茶樹的青澀溫柔,甜橙和薰衣草清新柔美的甜香,以及岩蘭草的深邃厚實,全部融合在一起。此配方如徐徐蔓延開來的暈染般,調理身心平衡,促進免疫力提升。

檸檬的澄淨清新感,葡萄柚的苦中帶甜,胡椒薄荷與澳洲尤加利的清新俐落香氣,這些洋溢著清新感的精油,融合大西洋雪松的溫暖甘甜,幫助促進呼吸順暢與循環。

疲勞紓解配方

想要紓解肉體疲勞，建議好好地泡個芳香浴，讓身體得到充分休息。
另一方面，撫慰精神疲勞也很重要。
活化身體機能、消解疲勞的同時，也別忘記對情緒的放鬆與照顧。

SPICY	SWEET
以辛香刺激與清爽 來調理身心的調香配方	紓解人心的甘醇與清新 調理整體平衡的調香配方

Recipe

	T	檸檬	55%
	TM	綠薄荷	10%
	TM	黑胡椒	15%
	MB	橙花	20%

Recipe

	T	葡萄柚	60%
	TM	胡椒薄荷	10%
	TM	豆蔻	20%
	MB	依蘭	10%

檸檬的澄淨清新，胡椒薄荷的清爽微甘，黑胡椒的刺激得宜，極富個性的三種精油，佐以橙花的溫柔包覆，達成完美平衡。此配方除了身體還能減輕心理疲勞，改善身心狀況。

葡萄柚的清甜暢快，與胡椒薄荷的犀利綠葉香、豆蔻的溫暖辛香結合。感受依蘭的甘醇輕柔包覆，能為身心注入溫柔。同時活化身體機能，調理身心平衡。

為調香錦上添花的
精油祕方

特別介紹本章調香配方中出現的隱藏版精油。
雖然沒有歸納在第二章的精油個論中，但它們能夠因應各種目的，在配方中發揮所長。

大西洋雪松
Cedarwood

安定情緒的沉穩印象香氣。可舒緩不安與緊張，
使內心泰然自若。

TOP	TOP/MID	MIDDLE	MID/BASE	BASE

香氣強度 ■■■■□

學名	*Cedrus atlantica*	作用
植物科名	松科	化痰作用、抗感染作用、抗菌作用、收斂作用、鎮靜作用、（溫和的）利尿作用
萃取部位	木質	
萃取方法	水蒸氣蒸餾法	

羅 勒
Basil

散發清爽、澄淨的香氣印象。可切換負面情緒，
解除不安，舒緩身心疲勞。

TOP	TOP/MID	MIDDLE	MID/BASE	BASE

香氣強度 ■■■■□

學名	*Ocimum basilicum*	作用
植物科名	脣形科	經期調理作用、抗憂鬱作用、抗菌作用、消化促進作用、鎮靜作用、
萃取部位	葉片	
萃取方法	水蒸氣蒸餾法	注意事項（※）

※ 孕婦、哺乳期避免使用。有可能引起皮膚刺激。

沉香醇百里香
Thyme linalool

兼具甘甜與新綠的香氣。被譽為帶來勇氣的精油，
對呼吸系統頗有助益。

TOP	TOP/MID	MIDDLE	MID/BASE	BASE

香氣強度 ■■■■□

學名	*Thymus vulgaris ct linalool*	作用
植物科名	脣形科	抗感染作用、抗菌作用、抗真菌作用、殺菌作用、消化促進作用、神經系統強健作用、鎮靜作用、鎮痛作用
萃取部位	開花後的全草	
萃取方法	水蒸氣蒸餾法	

岩蘭草
Vetiver

擁抱身心般的木質香調。放鬆效果顯著，可賦予
內心平和。

TOP	TOP/MID	MIDDLE	MID/BASE	BASE

香氣強度 ■■■■□

學名	*Vetiveria zizanoides*	作用
植物科名	禾本科	抗菌作用、鎮靜作用、荷爾蒙平衡調理作用、驅蟲作用
萃取部位	根部	
萃取方法	水蒸氣蒸餾法	

紅橘
Mandarin

感受溫暖與清甜的柑橘香氣。可沉澱情緒，轉化為柔和的心境。

TOP	TOP/MID	MIDDLE	MID/BASE	BASE

香氣強度 ▉▉▉ ▉ ▉

學名	*Citrus reticulata*
植物科名	芸香科
萃取部位	果皮
萃取方法	壓榨法

作用
抗感染作用、抗菌作用、循環促進作用、消化促進作用、食欲增強作用、膽汁分泌促進作用、抗痙攣作用、鎮靜作用

月桂
Laurel

舒心暢快的香氣，最適合想要提振精神的時刻。可促進深呼吸。

TOP	TOP/MID	MIDDLE	MID/BASE	BASE

香氣強度 ▉▉ ▉ ▉

學名	*Laurus nobilis*
植物科名	樟科
萃取部位	葉片、樹枝
萃取方法	水蒸氣蒸餾法

作用
強健作用、化痰作用、抗菌作用、鎮痛作用

青森檜葉（日本國產精油）
Aomori hiba

清新綠葉香氣，令人恍若置身森林。同時也是十分便利的驅蟲配方。

TOP	TOP/MID	MIDDLE	MID/BASE	BASE

香氣強度 ▉▉ ▉ ▉

學名	*Chamaecyparis obtuse*
植物科名	柏科
萃取部位	枝葉
萃取方法	水蒸氣蒸餾法

作用
抗菌作用、抗真菌作用、鎮靜作用

柚子（日本國產精油）
Yuzu

以柚子湯浴聞名、自古就受日本人鍾情的柑橘類。溫柔的香氣，可促進血液循環，溫暖身心。

TOP	TOP/MID	MIDDLE	MID/BASE	BASE

香氣強度 ▉▉ ▉ ▉

學名	*Citrus junos*
植物科名	芸香科
萃取部位	果皮
萃取方法	壓榨法

作用
強健作用、抗感染作用、抗菌作用、激勵作用、鎮痛作用、利尿作用

注意事項（※）

※ 接觸皮膚後兩小時內，避免陽光直接照射。
※ 避免使用於芳香浴法或局部浴法。

農家旅記・法國篇

薰衣草農家教會我，洞察力的重要

Lavender in France

一切都是始於薰衣草。
為了採購精油，
我開始親身探訪農家。
那時，我深刻體會到了
洞察力的重要，且銘記至今。

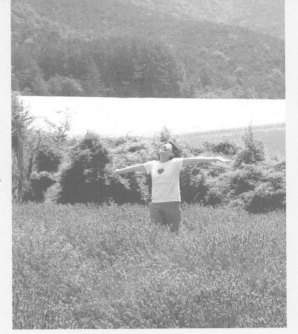

農家人在對話中洞察客戶

　　我所拜訪的法國農家，產出的薰衣草精油均獲得有機認證，在薰衣草的栽培上可謂費盡心力。以有機栽培方式（詳參第 141 頁）孕育的那片薰衣草田，位於人煙稀少的偏鄉僻壤，風景美不勝收，卻四下不見其他來客。其實是後來稍作思考就能參透的現象，但當下的我十分詫異。在本書第 66 頁也曾提及，薰衣草的種類繁多。我也是從這個時期開始，學著透過自身的雙眼、觸覺和嗅覺，去觀察薰衣草之間的差異。全因我深刻體會到，若沒有基本的辨識能力，幾乎無法和農家好好交談，更遑論生意上的交涉和溝通。會有這分體悟，也是緣於發現了農家人對客戶的觀察入微。

成為不負「堅持」的芳療師

　　原來，對植物和精油具備什麼程度的知識、是否具有分辨品質的能力、是否只在意價格低廉而不在乎品質，農家人會在對話中觀察買家，再根據買家的回答，引導至不同的薰衣草田。第一次知道這條潛規則時，我固然震驚，卻也能諒解這分現實。即便身處現今的資訊時代，想要覓得一家產出優質精油的農家，也絕非易事。最保險的方法是透過農家介紹同業。但是農家之間也講求信用，所以若非值得信賴的買家，他們不會貿然介紹。究其原因，是因為農家人有一分無法用金錢換算的「堅持」。成為不辜負這分「堅持」的芳療師，便是我每每拜訪農家，都愈加堅定的想法。

Chapter. 5

芳香療法的
基本知識

Basic aromatherapy lesson

精油不只是對香氣的享受，
還具有改善身心狀態的作用。
而如何運用，便是芳香療法的學問。
芳香療法是如何誕生、
如何影響我們的身心，
精油又是如何製成？
這些芳香療法的基礎，均可在本章找到答案。
掌握芳療知識，有助於使調香配方
獲得更廣泛的應用。

Part.1
何謂芳香療法

運用精油香氣，達到更良好的身心狀態，這便是芳香療法。
從它的實用性被第一次發現開始，直至今日，芳香療法在各個領域都大放異彩。

運用精油功效
幫助健康和美容的自然療法

　　芳香療法（Aromatherapy）是由「Aroma
（芳香）」和「Therapy（療法）」兩個
單字組合而成的造詞，出自法國化學家
雷內・摩利斯・蓋特佛賽（René-Maurice
Gattefossé）。據聞蓋特佛賽在實驗中意外
灼傷，就是用薰衣草精油塗抹並治癒了傷
口。親身體驗到精油功效的蓋特佛賽，從此
潛心研究精油對身心的影響，並將其彙整成
《Aromathérapie》一書。此後，「芳香療法
（Aromatherapy）」一詞便得以推廣滲透。

　　運用植物的自然療法，除此之外還有西方
藥草學和漢方中藥等等，芳香療法的一大
前提，則是運用濃縮了植物活性成分的「精
油」。因此，挑選品質良好的精油必不可少，
培養洞察優劣的辨識力也極其重要。如本書
第三章所介紹，精油的使用方法十分多樣。
希望讀者邂逅喜愛的香氣和適合自己的方
法，為身心健康增添助益。

美容沙龍、SPA、醫療、照顧
乃至體育運動，芳療應用範圍廣泛

　　現代醫學較聚焦於造成病因的癥結「點」，
而芳香療法較推崇「整體（Holistic）」平療
癒的概念。例如身體不適時，須綜合了解身
體和心理整體，才能有效地挑選精油。確立
「整體療癒」芳療理念的是一位名為瑪格麗
特・摩利（Marguerite Maury）的奧地利女
性。摩利夫人於1960年代，帶著精油（芳香）
和傳統醫療的知識遠渡英國，推廣以植物油
稀釋精油並施行按摩的療法，成為現代芳香
療法的開山鼻祖。

　　接著，羅伯特・滴莎蘭德（Robert
Tisserand）於1970年代發表的著作，也成為將
芳香療法推廣至全球的濫觴。同時在日本，
習得正統芳療的專業芳療師逐漸開始活躍。
爾後，從美容沙龍、SPA，到醫療現場、照顧
設施乃至體育運動，芳療在各個領域都大放
異彩。

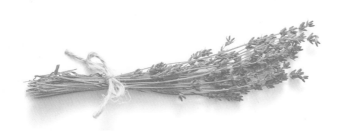

Part.2
芳香療法的歷史

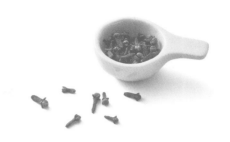

從古至今，人們是如何運用植物和精油的呢？
本頁帶我們追溯歷史淵源，加深對芳香療法的理解。

～紀元前3000年	與芳香療法理念相通的傳統療法——阿育吠陀療法誕生。
古埃及	古人將薰香作為一種對諸神的祈禱儀式。 古埃及人製作木乃伊時，運用了沒藥等芳香植物。
西元1世紀	耶穌誕生之時，東方三賢士獻上了黃金、乳香和沒藥。 希臘醫師迪奧斯克理德斯（Pedanius Dioscorides）所著《藥物論》、博物學家老普林尼（Gaius Plinius Secundus）所著《博物志》，均記載了植物的效用與利用方法。
西元11世紀	阿拉伯醫師兼哲學家伊本・西那（Ibn Sina）確立了精油的蒸餾法。 他的名著《醫典》，在隨後的幾個世紀一直是醫科大學的教科書。
西元11～13世紀	隨著十字軍東征，精油的蒸餾法也同文獻一起從阿拉伯流傳至歐洲。
西元14世紀	由迷迭香製成的香水雛形「匈牙利之水」，被譽為是「返老還童水」而聲名大噪。
1937年	法國化學家雷內・摩利斯・蓋特佛賽將對精油功效的研究，著成《Aromathérapie》一書。「芳香療法（Aromatherapy）」一詞由此誕生。
1942年	法國軍醫瓦涅（Jean Valnet）運用精油為戰火中的負傷者治療，並為醫療同仁帶來啟發。
1961年	瑪格麗特・摩利出版了《青春的財富》，向世界推廣整體療癒的理念。
1977年	羅伯特・滴莎蘭德所著《芳香療法的藝術》，為近年掀起芳香療法熱潮。
現代	眾多芳療師在日本國內外學習進修，芳療得以運用在各個領域。

Part.3
精油的吸收路徑

精油的芳香和成分會通過三種路徑，傳達至我們的身心。
了解精油的吸收路徑並加以運用，可使芳療效果事半功倍。

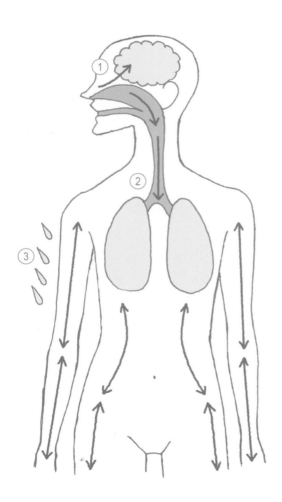

①經鼻吸收

經鼻吸收指的是精油的氣味分子，揮發後進入鼻腔，轉換成神經電訊號並傳遞給大腦的路徑。其路徑如下所示：

精油的氣味分子進入鼻腔

⬇

氣味分子抵達鼻腔深處的黏膜
也就是嗅上皮

⬇

嗅上皮中的嗅覺細胞
接收氣味分子

⬇

氣味分子被轉變為神經電訊號
傳遞至大腦邊緣系統及下視丘等

大腦邊緣系統與人的本能密切相關，支配著人的感情和欲求。下視丘則是支配著自律神經系統，意即包含了體溫、荷爾蒙、血壓、心臟、腸胃的調節運作。芳香資訊傳達到這些可謂是腦部樞紐的部分，進而為心理帶來影響，如穩定情緒或提振精神等。此外也會進一步關聯到調理荷爾蒙平衡、改善消化器官不適等目的。

②經肺吸收

經肺吸收指的是精油的化學分子透過呼吸進入人體後，先經過支氣管被肺部吸收，再隨著血液一起被輸送至全身的路徑。

精油的化學分子先經由鼻、口呼吸，進入肺部。肺部末端有肺泡，精油則是通過肺泡滲透至血液。進入血管的精油成分，會跟隨血液一起傳遞至全身各處，作用於人體的器官和組織。嗅吸精油的香氣，就是運用經肺吸收的路徑。

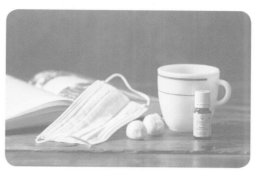

嗅吸法（詳參第82頁）是經肺吸收最典型的例子。

③經皮吸收

經皮吸收指的是精油的化學成分滲透皮膚進入血液，再隨著血液傳達至全身的路徑。

精油經植物油稀釋並塗抹於皮膚後，其成分會滲透皮脂膜和表皮，直達下方真皮層中的血管。和經肺吸收的路徑相同，精油成分最終會隨著血液一起循環至全身。混合精油和植物油再塗抹皮膚，或浸泡芳香浴，都是利用經皮吸收的路徑。

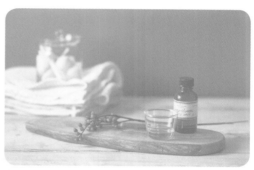

芳香療法按摩（詳參第85～87頁）、芳香浴法／局部浴法（詳參第80～81頁）則是利用了經皮吸收的路徑。

不同的身心作用，源自化學成分的不同

精油便是通過以上介紹的三種路徑，作用於身體和心靈。不同精油對身心帶來的影響不同，原因是來自於化學成分（詳參第32～35頁）的不同。正因如此，如果想深入了解精油的功效，對化學成分的學習理解就必不可少。注重感性的「香氣」與充滿化學符號的「化學成分」，乍看之下相去甚遠，但兩者都是構成芳香療法的關鍵要素。

Part.4
精油的製造方法

從植物中萃取出精油的方法，主要有水蒸氣蒸餾法、壓榨法和溶劑萃取法三種。
根據植物的特性，適用的製造方法各不相同。

水蒸氣蒸餾法

使植物的分泌物蒸發的萃取方法

　　水蒸氣蒸餾法是最常用的萃取方法。主要的程序是將花朵、葉片、樹枝或樹脂等植物中含有精油的部位放入蒸餾器，注入水蒸氣使植物的分泌物（也就是精油）蒸發，再經過冷卻管轉化成液體。這個方法是西元11世紀，阿拉伯醫師兼哲學家的伊本·西那所確立，現代的製造過程仍與當時相差無幾。由於精油易受熱源影響，為了將影響縮減至最小，全程通常在2小時內完成。最後萃取出精油和純露（芳香蒸餾水），而純露中也含有水溶性的芳香成分。尤其是薰衣草或玫瑰純露，常常被運用於化妝品原料。

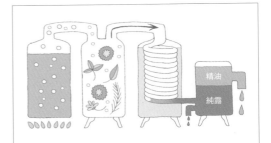

①將蒸餾器中的水加熱，產生水蒸氣。
②植物的分泌細胞中儲存有精油，水蒸氣使細胞破裂，將其中的分泌物（精油）蒸發。
③帶著分泌物的水蒸氣，通過一條包覆著冷水的管道冷卻。
④水蒸氣經過冷卻轉變成液體，成為精油和純露。

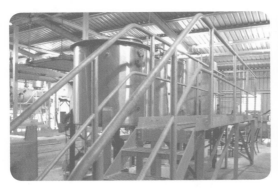

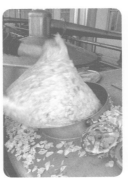

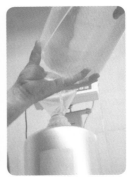

壓榨法

運用機器壓榨果皮的萃取方法

壓榨法是從甜橙、檸檬等柑橘果皮萃取精油時所使用的方法。利用機器的離心力原理壓榨果皮，萃取出精油。現在是機械操作，過去則是以人手壓榨果皮，再用海綿吸附出精油。壓榨法不使用熱源，可保留近乎完整的成分，萃取出新鮮的精油。但是這樣的精油變質也較快，因此相較於其他萃取法取得的精油，建議盡早使用完畢（參考期限為開封後6個月）。

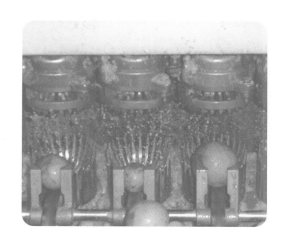

溶劑萃取法

將植物浸泡於揮發性溶劑的萃取方法

溶劑萃取法是針對茉莉、玫瑰等芳香成分含量稀少的精油所採用的萃取方法。通過溶劑萃取法取得的精油被稱為「原精」。因萃取過程中植物原料直接接觸化學溶劑，且溶劑有可能殘留在精油中，所以較不推薦將原精運用於按摩、敷療、美容保養品等直接接觸皮膚的使用方法。

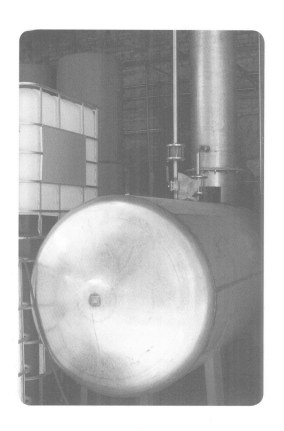

①將植物原料浸泡在揮發性溶劑（石油醚、己烷、甲苯、苯、甲醇、乙醇等）當中，溶解出分泌物（精油）。
②取出植物，將溶劑揮發後，得到名為凝香體的蠟狀產物。
③在凝香體中加入酒精，並以50℃左右加熱處理。
④萃取出含有精油的揮發性物質（即原精）。

特殊萃取法

脂吸法

古老的傳承
利用動物油脂的萃取方法

　　古人萃取茉莉或玫瑰等精油時所使用的方法，也稱油脂分離法。在動物油脂上排列花瓣，待脂膏吸滿精油後，以酒精稀釋，或透過振盪使精油與油脂分離。這種脂吸法非常費工，現在已經幾乎不使用這個方法，但作為精油的萃取方法仍頗具傳統意義。

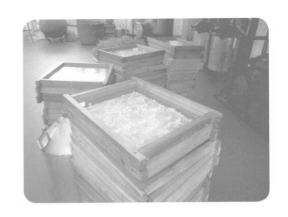

超臨界二氧化碳萃取法

最新技術
尚未普及的萃取方法

　　西元1980年代問世，利用高壓的二氧化碳萃取精油的方法。既不使用熱源，也不使用溶劑，可以萃取出香氣更為天然的精油。可惜所使用的機器也十分昂貴，所以尚未普及。以超臨界二氧化碳萃取法萃取的精油價值不菲，並且與水蒸氣蒸餾法萃取而來的精油擁有不同的化學結構。

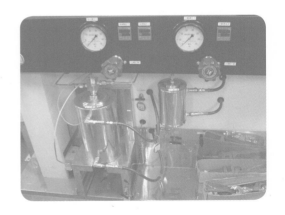

Part.5
植物的栽培方法

能否萃取出香氣天然、有益身心的優質精油，
植物原料的栽培方法極大左右著萃取的成果。以下讓我們一探究竟。

植物的品質和收穫量
依栽培方法而有所不同

即便是同一品種的植物，也會因生長環境的不同，而產生成分上的差異。並且在萃取出精油後，進而產生香氣或色澤的差異。除了生長環境之外，還需要意識到植物的栽培方法。植物栽培主要有三種方法與特徵，詳見右表說明。

了解有機認證的基準
培養自身的「挑選力」

使用有機栽培植物萃取的精油，固然十分理想，但由於有機栽培費時費力，所以價格自然也偏高。另外，雖然最近頻頻看到或耳聞「有機（Organic）」一詞，但以日本的現狀，對化妝品或雜貨使用「有機」這個詞，其實並沒有明確的規定。國外有不少有機產品的認證機構，唯有符合基準的產品才得以標示有機認證標章。有機認證標章可以是選購的指標之一，但須預先了解每個認證機構的基準都有所不同。

總而言之，以什麼樣的基準、如何運用，全憑使用者本人的判斷。所以培養自身能夠作出正確判斷的「挑選力」十分必要。

一般栽培法
- 使用化學肥料、殺蟲劑和除草劑。
- 透過品種改良，可在更短的期間內大量栽培。
- 可滿足大量生產。通常比起品質更注重數量。

野生植物
- 不假人手，在嚴峻的自然環境中生長。
- 充滿生命力與能量。
- 依據生長環境，性質會有所不同，需要事先確認。
- 通常生長在人煙稀少不易發現的地方，採收難度大。

有機栽培法
- 注重土壤環境，使用有機堆肥等天然肥料。
- 不使用化學藥劑。
- 擁有與野生植物相近的生命力。
- 在歐洲及美國有認證機構和認證標章。

以澳大利亞為據點研發生產的有機品牌
JASMIN AROMATIQUE茉莉芳療

本書插圖所使用的精油和植物油，均來自由筆者擔任調香設計師的
Jasmin Aromatique茉莉芳療。所有產品研發均貫徹了有機理念。

來自世界各地農家的
有機精油與植物油

　　茉莉芳療的總部位於澳洲黃金海岸內陸地區的昆士蘭州。遼闊的用地中，設有有機認證的自家農園和工廠，產品在嚴格的品質管理下把關。精油及植物油來自世界各地的契約農家，擔任配方設計師的筆者盡可能親身拜訪了每一戶農家，親眼確認栽培狀況與精油的萃取過程。本書採用的植物及農田寫真，多為尋訪過程中筆者拍攝的作品。就精油和植物油而言，鮮度定生死。為了保留現採的新鮮香氣，茉莉芳療每次僅從農家少量進貨，在自社工廠分裝後，再傳遞到顧客手中。

所有精油及植物油
均獲得有機認證

　　茉莉芳療出品的精油及植物油，均標示有「USDA」「ACO」「COSMOS」等有機認證標章。這些標章意味著茉莉芳療的產品符合嚴格的認證基準，包括原料均採用有機栽培、生長環境遠離汙染地域、不使用除草劑及殺蟲劑、使用由植物成分及礦物質混合而成的有機堆肥等等。甚至每年都須接受稽查以更新認證，貫徹嚴謹。通過層層把關的精油，散發著彷彿將大自然孕育的植物，直接凝縮在瓶中一般的香氣。此外，茉莉芳療也遵循這些基準，推出美容保養產品。

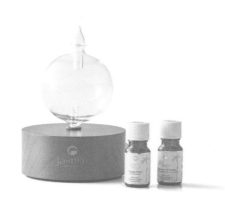

培育具有實戰力的芳療師

JASMIN AROMATIQUE INSTITUTE
茉莉芳香療法學院

本學院由筆者擔任校長，致力於以國際化視野推廣芳香療法教育，
並運用有機產品進行芳療實踐教育。

不只是資格認證而已
更注重實踐的課程

　　茉莉芳香療法學院並非以紙上談兵、考取資格為教育目的，而是立志培養胸懷目標、能夠在芳療現場發揮實力的芳療師。課程內容目前於四個國家開設，資源廣泛共享。第一次接觸芳療、接觸過但想重新學習、想要提升實力的芳療愛好者們，任何人都可以在此找到適合的教育制度和支援。在此介紹其中的部分課程：

專為孕產婦和嬰兒而設的
專業臨床芳療學程

　　本學程重點培育以孕產婦芳療按摩為專業的臨床芳療師。課程內容網羅嬰兒按摩的知識與方法，幫助習得綜合全面的技能。手法課程包含全身按摩（利用床）、足部按摩、背部按摩（利用座椅）、嬰兒按摩等等。課程包含邀請海內外專家進行座談演講，分析國內外婦產科的實際運用案例，分享第一手資訊。本學程為茉莉芳香療學院與英國「expectancy」——培養孕產婦輔助及替代療法專家的教育機構共同開設。

精油調香學I
上課時數
共3次（3天）計22.5小時

　　本課程從了解何謂聞香開始，學習調香學的基礎如「香氣與平衡」等藝術感性及化學知識，讓學生都能習得平衡協調的調香技巧。特別推薦給「希望對調香更有信心」、「希望能夠創作出符合情境或人物印象的配方」的學生。

精油調香學II
上課時數
共2次（2天）計15小時

　　本課程在調香學I的基礎之上，更專注於「想像與空間」及「商品」的調香技巧，包括製作企畫等。課程聚焦客戶的個別案例與症狀，以及分析視點、諮詢方法等，強化精油調香的技巧與平衡感。是一門透過實際的個案操作，動手學習的實習時間較多的高階課程。

精油調香學III
上課時數
共1次（1天）計7.5小時

　　本課程在調香學I～II的知識技巧基礎上，學習更高階的專業技巧。課程設定實際的調香工作室情境，指導學生實習並掌握客製化調香的所有流程。透過反覆的個案練習，製作獨創配方、共同發現課題，是一門幫助學生掌握實戰力、可立即活躍於第一線的課程。

聯絡我們 http://jasmin-itn.jp/ ☎ (+81) 3-4285-8576（營業時間：平日9:00～17:00）

參考文獻

『The Chemistry of Aromatherapeutic Oils』E.Joy Bowles 著（A&U）

『THE ESSETIAL OILS VOLUMEI~VI』GUENTHER 著（KRIEGER）

『The Complete Guide to Aromatherapy』Salvatore Battaglia 著（The International Centre of Holistic Aromatherapy）

『Essential Chemistry for Safe Aromatherapy』Sue Clarke 著（CHURCHILL LIVINGSTONE）

『AROMATHERAPY For HEALING THE SPIRIT』Gabriel Mojay 著（GAIA）

『ESSENTIAL OILS』Jennifer Peace Rhind 著（SINGING DRAGON）

『ESSENTIAL OIL CROPS』E.A. Weiss 著（CAB INTERNATIONAL）

『The complete aromatherapy & essential oils』Nerys Purchon and Lora Cantele 著（Robert ROSE）

『LAVENDER』Virginia McNaughton 著（GARDEN ART PRESS）

『FRAGRANCE AND WELLBEING』Jennifer Peace Rhind 著（SINGING DRAGON）

『AN INTRODUCTORY GUIDE TO AROMATHERAPY』LOUISE TUCKER 著（EMS Publishing）

『CLINICAL MASSAGE THERAPY』James Waslaski 著（PEARSON）

『DEEP TISSUE MASSAGE』Art Riggs 著（North Atlantic Books）

『MASSAGE THERAPY RESEARCH』Tiffany Filed 著（Blackwell Publishing）

『Essential Oil Safety Second Edition』Robert Tisserand・Rodney Young 著（CHURCHILL LIVINGSTONE ELSEVIER）

大樹林學院

中國｜服務窗口
大树林学苑—微信

台灣｜服務窗口
大樹林學院 — LINE

STAFF

デザイン	楯 まさみ
撮影	北川鉄雄（Studio colts ）
植物撮影	アネルズあづさ
画像協力	Shutterstock.com
イラスト	後藤知江
ライター	川原好恵
企画・編集	成田すず江（株式会社テンカウント）
編集	保谷恵那（株式会社テンカウント）

國家圖書館出版品預行編目 (CIP) 資料

史上最簡單！精油調香聖經：日本首席大師教你平衡五大香階‧新手‧老手都能調出獨特‧完美的香氛！/ 安奈爾斯‧阿梓莎著；丹野祥子翻譯．
-- 初版 . -- 新北市：大樹林 , 2017.12
　面；　公分 . -- （生活風格；22）
　ISBN 978-986-6005-72-5（平裝）
　1.芳香療法　2.香精油
418.995　　　　　　　　　　　　　106022195

Natural Life 自然生活 22

史上最簡單！精油調香聖經
日本首席大師教你平衡五大香階，新手、老手都能調出獨特、完美香氛！

作　　者 / 安奈爾斯・阿梓莎（Annells Azusa）

翻　　譯 / 丹野祥子

編　　輯 / 王偉婷

校　　對 / 李麗雯

排　　版 / 弘道實業有限公司

出 版 者 / 大樹林出版社

營業地址 / 23357 新北市中和區中山路 2 段 530 號 6 樓之 1

通訊地址 / 23586 新北市中和區中正路 872 號 6 樓之 2

　　　　　電話 / (02) 2222-7270　傳真 / (02) 2222-1270

　　　　　E- mail / notime.chung@msa.hinet.net

官　　網 / www.gwclass.com

Facebook / www.facebook.com/bigtreebook

發 行 人 / 彭文富

劃撥帳號 / 18746459　戶名／大樹林出版社

總 經 銷 / 知遠文化事業有限公司

地　　址 / 新北市深坑區北深路 3 段 155 巷 25 號 5 樓

　　　　　電話 / 02-2664-8800　傳真 / 02-2664-8801

本版印刷 / 2019 年 11 月

定價：300 元　　ISBN / 978-986-6005-72-5　　版權所有，翻印必究